轻松学中医系列

中医经典条文

速查速记

总 主 编 / 刘应科

主　　编 / 刘应科

副主编 / 梁　琳　冷婧漪　徐　灏　武芳竹　罗成贵

编　　委 /（按姓氏拼音排序）

崔文慧　高　嘉　高　汛　矫健宇

黎明莉　马　丁　宋兴磊　汪　洋

薛瑞利

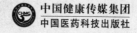

中国健康传媒集团

中国医药科技出版社

内容提要

本书为中医经典条文的汇编整理，不仅可供读者随身记诵并快速检阅，同时在指导中医理论学习与临床实践方面也有独特优势：一是内容高度整合，精选《黄帝内经》《伤寒论》《金匮要略》等多部中医经典著作，涵盖阴阳五行、脏腑经络、病因病机、治则治法等众多方面内容，满足读者的实际需求；二是出处辨识清晰，随文精巧注释，旨在帮助读者深入理解并掌握其要义。本书便携实用，适合中医从业人员和中医爱好者参阅使用。

图书在版编目（CIP）数据

中医经典条文速查速记/刘应科主编. -- 北京：
中国医药科技出版社，2025.1. -- ISBN 978-7-5214
-5001-9

I. R2

中国国家版本馆 CIP 数据核字第 2025TT1795 号

美术编辑 陈君杞
责任编辑 张欢润
版式设计 友全图文

出版 **中国健康传媒集团** | 中国医药科技出版社
地址 北京市海淀区文慧园北路甲 22 号
邮编 100082
电话 发行：010-62227427　邮购：010-62236938
网址 www.cmstp.com
规格 880×1230 mm ¹/₆₄
印张 4³/₄
字数 153 千字
版次 2025 年 1 月第 1 版
印次 2025 年 1 月第 1 次印刷
印刷 河北环京美印刷有限公司
经销 全国各地新华书店
书号 ISBN 978-7-5214-5001-9
定价 **19.80 元**

获取新书信息、投稿、
为图书纠错，请扫码
联系我们。

前言

　　传承和创新是发展中医的不二法宝，传承离不开背诵经典和长期的临床实践总结。为积极响应国家关于促进中医药传承创新发展的号召，我们特此编纂轻松学中医系列图书，本系列包括中医经典条文、中医歌诀歌赋、中医心法要诀、中药功效主治速查速记。旨在为中医从业人员和中医爱好者提供一个便捷、实用的中医重点经典速查工具，助力中医药知识的传承与创新。

　　《中医经典条文速查速记》内容精选自《黄帝内经》《伤寒论》《金匮要略》《温病条辨》《难经》等中医经典著作，这些著作是中医学理论的基石，也是指导临床实践的重要依据。本书的编写紧扣读者需求，具体特色如下：①在内容选择上：条文节选范围参考了各类中医考试的考查要点，确保内容的针对性和实用性。②在行文编排上：注重条文的系统性和连贯性，以便读者更好地理解和记忆。

同时也注重条文的分类，以便读者快速定位所需内容。③在实用价值上：为了更好地古为今用，本书对部分字词加以注解，帮助读者更精准地理解条文含义和应用场景，意在精巧解惑，随堂背诵，效果甚佳。

本系列图书采用小巧便携的设计，无论是中医专业学生备考，还是临床医师查阅，都能轻松应对。希望通过本系列图书，能够帮助广大中医从业人员和中医爱好者更好地学习和掌握中医药理论知识，提升中医临床实践能力，同时也期待广大读者在使用过程中提出宝贵意见和建议，以便我们不断完善和改进。

目 录

黄帝内经

伤寒论

金匮要略

温病合集

难经

中医经典条文

遠蕰遠记

黄帝内经

素　问

上古天真论篇第一

上古之人，其知道者，法于阴阳，和于术数，食饮有节，起居有常，不妄作劳①，故能形与神俱，而尽终其天年，度百岁乃去。

今时之人不然也，以酒为浆，以妄为常，醉以入房，以欲竭其精，以耗散其真，不知持满，不时御神，务快其心，逆于生乐，起居无节，故半百而衰也。

夫上古圣人之教下也，皆谓之虚邪贼风，避之有时，恬惔虚无②，真气从之，精神内守，病安从来。

是以志闲而少欲，心安而不惧，形劳而不倦，

---

① 不妄作劳：不违背常规与法度的劳作。
② 恬惔虚无：思想静闲，心无杂念。

气从以顺，各从其欲，皆得所愿。故美其食，任其服，乐其俗，高下不相慕，其民故曰朴。是以嗜欲不能劳其目，淫邪不能惑其心，愚智贤不肖不惧于物，故合于道。所以能年皆度百岁而动作不衰者，以其德全不危也。

帝曰：人年老而无子者，材力尽耶？将天数然也？岐伯曰：女子七岁肾气盛，齿更发长。二七而天癸至，任脉通，太冲脉①盛，月事以时下，故有子。三七肾气平均，故真牙生而长极。四七筋骨坚，发长极，身体盛壮。五七阳明脉衰，面始焦，发始堕。六七三阳脉衰于上，面皆焦，发始白。七七任脉虚，太冲脉衰少，天癸竭，地道不通②，故形坏而无子也。丈夫八岁肾气实，发长齿更。二八肾气盛，天癸至，精气溢泻，阴阳和，故能有子。三八肾气平均，筋骨劲强，故真牙生而长极。四八筋骨隆盛，肌肉满壮。五八肾气衰，发堕齿槁。六八阳气衰竭于上，面焦，发鬓颁白。七八肝气衰，筋不能动。八八天癸竭，精少，肾脏衰，形体皆极，则齿发去。肾者主水，受五脏六腑之精而藏之，故五脏盛，乃能泻。今五脏皆衰，筋骨解

中医经典条文速查速记

————————————

① 太冲脉：冲脉。

② 地道不通：月经停止来潮。

堕，天癸尽矣，故发鬓白，身体重，行步不正，而无子耳。

帝曰：有其年已老而有子者何也？岐伯曰：此其天寿过度，气脉常通，而肾气有余也。此虽有子，男不过尽八八，女不过尽七七，而天地之精气①皆竭矣。帝曰：夫道者年皆百数，能有子乎？岐伯曰：夫道者能却老而全形，身年虽寿，能生子也。

四气调神大论篇第二

春三月，此谓发陈②。天地俱生，万物以荣，夜卧早起，广步于庭，被发缓形③，以使志生，生而勿杀，予而勿夺，赏而勿罚，此春气之应，养生之道也；逆之则伤肝，夏为寒变④，奉长者少⑤。

夏三月，此谓蕃秀⑥。天地气交，万物华实，夜卧早起，无厌于日，使志无怒，使华英成秀⑦，

---

① 天地：指男女，精气：指天癸。

② 发陈：即推陈出新之意。

③ 被发缓形：披散开头发，宽松衣服，使形体舒展无拘束。

④ 寒变：寒性病变。

⑤ 奉长者少：供给夏季长养之气减少。

⑥ 蕃秀：万物生长茂盛。

⑦ 华英成秀：指精神饱满。

使气得泄，若所爱在外①，此夏气之应，养长之道也；逆之则伤心，秋为痎疟②，奉收者少，冬至重病。

秋三月，此谓容平③。天气以急，地气以明，早卧早起，与鸡俱兴，使志安宁，以缓秋刑④，收敛神气，使秋气平，无外其志，使肺气清，此秋气之应，养收之道也；逆之则伤肺，冬为飧泄，奉藏者少。

冬三月，此谓闭藏。水冰地坼⑤，无扰乎阳，早卧晚起，必待日光，使志若伏若匿，若有私意，若已有得，去寒就温，无泄皮肤，使气亟夺⑥。此冬气之应，养藏之道也；逆之则伤肾，春为痿厥，奉生者少。

夫四时阴阳者，万物之根本也，所以圣人春夏养阳，秋冬养阴，以从其根，故与万物沉浮于生长之门。逆其根，则伐其本，坏其真矣。

○

中医经典条文

逐条速记

---

① 若所爱在外：指阳气应宣发于外。

② 痎疟：指疟疾。

③ 容平：指秋季气象平定。

④ 秋刑：指肃杀之性。

⑤ 坼：分裂。

⑥ 无泄皮肤，使气亟夺：亟，通极，勿频繁出汗，使阳气耗散。

故阴阳四时者，万物之终始也，死生之本也，逆之则灾害生，从之则苛疾不起，是谓得道①。道者，圣人行之，愚者佩②之。从阴阳则生，逆之则死；从之则治，逆之则乱。反顺为逆，是谓内格③。

是故圣人不治已病，治未病，不治已乱，治未乱，此之谓也。夫病已成而后药之，乱已成而后治之，譬犹渴而穿井，斗而铸锥④，不亦晚乎？

生气通天论篇第三

阳气者，若天与日，失其所，则折寿而不彰，故天运当以日光明。是故阳因而上，卫⑤外者也。

因于寒，欲如运枢⑥，起居如惊⑦，神气乃浮。因于暑，汗，烦则喘喝，静则多言，体若燔炭，汗出而散。因于湿，首如裹，湿热不攘⑧，大筋续

①得道：指掌握了养生之道。

②佩：通"倍"，违反旨意。

③内格：人体脏腑气血活动与自然阴阳变化不相适应。

④锥：指武器。

⑤卫：保卫。

⑥运枢：阳气应如门轴在门臼中运转一样活动于体内。

⑦惊：猝急、妄动之意。

⑧攘：即排除。

短①，小筋弛长，緛短为拘，弛长为痿。因于气②，为肿，四维相代，阳气乃竭。

阳气者，烦劳则张③，精绝，辟积④于夏，使人煎厥。目盲不可以视，耳闭不可以听，溃溃乎若坏都，汩汩乎不可止。阳气者，大怒则形气绝，而血菀于上，使人薄厥。有伤于筋，纵，其若不容⑤。汗出偏沮，使人偏枯。汗出见湿，乃生痤疿。高梁⑥之变，足生大丁，受如持虚⑦。劳汗当风，寒薄为皶⑧，郁乃痤。

阳气者，精则养神，柔则养筋。

开阖不得，寒气从之，乃生大偻。陷脉为瘘，留连肉腠，俞⑨气化薄，传为善畏，及为惊骇。营气不从，逆于肉理，乃生痈肿。魄汗未尽，形弱而气烁，穴俞以闭，发为风疟。

---

① 緛短：緛，通软，收缩。

② 气：指风邪。

③ 张：即外张、外越。

④ 辟积：指病情累积。

⑤ 不容：指肢体不能随意运动。

⑥ 高梁：通膏粱，指肥肉粳米厚味。

⑦ 受如持虚：指像以空的容器接收东西一样，形容患病容易。

⑧ 皶：即粉刺。

⑨ 俞：即腧穴。

故风者，百病之始也，清静则肉腠闭拒，虽有大风苛毒①，弗之能害，此因时之序也。

故病久则传化，上下不并②，良医弗为③。

故阳蓄积病死，而阳气当隔。隔者当泻，不亟④正治，粗乃败之。

故阳气者，一日而主外。平旦人气生，日中而阳气隆，日西而阳气已虚，气门乃闭。是故暮而收拒，无扰筋骨，无见雾露，反此三时，形乃困薄⑤。

阴者藏精而起亟⑥也，阳者卫外而为固也。

阴不胜其阳，则脉流薄疾，并乃狂；阳不胜其阴，则五脏气争⑦，九窍不通。是以圣人陈⑧阴阳，筋脉和同，骨髓坚固，气血皆从。如是则内外调和，邪不能害，耳目聪明，气立如故。

风客淫气，精乃亡，邪伤肝也。因而饱食，筋脉横解，肠澼为痔。因而大饮⑨，则气逆。因而

---

① 苛毒：指强的邪气。

② 并：即"通"的意思。

③ 弗为：即无能为力。

④ 不亟：不及时。

⑤ 形乃困薄：形体被邪气侵扰而衰薄。

⑥ 起亟：输送之意。

⑦ 气争：失于调和之意。

⑧ 陈：调整、调和之意。

⑨ 饮：指饮酒。

强力，肾气乃伤，高骨①乃坏。

凡阴阳之要，阳密乃固。两者不和，若春无秋，若冬无夏，因而和之，是谓圣度②。故阳强不能密，阴气乃绝。阴平阳秘，精神乃治；阴阳离决，精气乃绝。

因于露风，乃生寒热。是以春伤于风，邪气留连，乃为洞泄；夏伤于暑，秋为痎疟；秋伤于湿，上逆而咳，发为痿厥；冬伤于寒，春必温病。四时之气，更③伤五脏。

阴之所生，本在五味；阴之五宫④，伤在五味。

是故谨和五味，骨正筋柔，气血以流，腠理以密，如是则骨气以精，谨道如法，长有天命。

金匮真言论篇第四

夫精者，身之本也。故藏于精者，春不病温。

阴阳应象大论篇第五

阴阳者，天地之道也，万物之纲纪，变化

---

① 高骨：指脊椎骨。
② 圣度：即最高标准之意。
③ 更：交替。
④ 五宫：指五脏。

之父母，生杀之本始①，神明之府②也。治病必求于本。

故积阳为天，积阴为地。阴静阳躁③，阳生阴长，阳杀阴藏。阳化气，阴成形。寒极生热，热极生寒。寒气生浊，热气生清。

清气在下，则生飧泄；浊气在上，则生䐜胀。此阴阳反作，病之逆从也。

故清阳为天，浊阴为地。地气上为云，天气下为雨；雨出地气，云出天气。

故清阳出上窍，浊阴出下窍④；清阳发腠理，浊阴走五脏；清阳实四肢，浊阴归六腑⑤。

水为阴，火为阳。阳为气，阴为味。味归形，形归气，气归精，精归化。精食气，形食味，化生精，气生形。味伤形，气伤精，精化为气，气伤于味。

阴味出下窍，阳气出上窍。味厚者为阴，薄为阴之阳。气厚者为阳，薄为阳之阴。味厚则泄，薄则通。气薄则发泄，厚则发热。

———————

① 生杀之本始：事物产生、消亡的本原、由来。
② 神明之府：指自然界事物运动变化的内在动力。
③ 躁：即动。
④ 上窍：指眼、耳、口、鼻；下窍：指前后二阴。
⑤ 浊阴归六腑：代谢后的产物由六腑排出。

壮火之气衰，少火之气壮。壮火食气，气食①少火。壮火散气，少火生气。气味，辛甘发散为阳，酸苦涌泄为阴。阴胜则阳病，阳胜则阴病。阳胜则热，阴胜则寒，重寒则热，重热则寒。

寒伤形，热伤气。气伤痛②，形伤肿。故先痛而后肿者，气伤形也。先肿而后痛者，形伤气也。

风胜则动，热胜则肿，燥胜则干，寒胜则浮③，湿胜则濡泻④。

故喜怒伤气，寒暑伤形。暴怒伤阴，暴喜伤阳。厥气上行，满脉⑤去形。喜怒不节，寒暑过度，生乃不固。故重阴必阳，重阳必阴。故曰：冬伤于寒，春必温病；春伤于风，夏生飧泄；夏伤于暑，秋必痎疟；秋伤于湿，冬生咳嗽。

天地者，万物之上下也；阴阳者，血气之男女也；左右者，阴阳之道路也；水火者，阴阳之征兆也；阴阳者，万物之能始也。故曰：阴在内，阳之守也；阳在外，阴之使也。

邪风之至，疾如风雨，故善治者治皮毛，其

◎ 中医经典条文速查速记

---

① 食：通"饲"。
② 气伤痛：气机阻滞，不通则痛。
③ 浮：即浮肿。
④ 濡泻：又称湿泻。
⑤ 满脉：指邪气盛。去形：指阴血或神气离开形体。

次治肌肤，其次治筋脉，其次治六腑，其次治五脏。治五脏者，半死半生也。

故天之邪气，感则害人五脏；水谷之寒热，感则害于六腑；地之湿气，感则害皮肉筋脉。

故善用针者，从阴引阳，从阳引阴，以右治左，以左治右，以我知彼，以表知里，以观过与不及之理，见微得过①，用之不殆。

善诊者，察色按脉，先别阴阳。审清浊，而知部分②；视喘息，听音声，而知所苦；观权衡规矩③，而知病所主；按尺寸，观浮沉滑涩，而知病所生。以治无过，以诊则不失矣。

病之始起也，可刺而已，其盛，可待衰而已。故因其轻而扬之，因其重而减之④，因其衰而彰之⑤。形不足者，温之以气；精不足者，补之以味。其高者，因而越之；其下者，引而竭之；中满者，泻之于内；其有邪者，渍形以为汗；其在皮者，汗而发之；其慓悍者，按而收之；其实者，散而泻之。审其阴阳，以别柔刚，阳病治阴，阴病治

① 过：指疾病。
② 部分：指面部与人体脏腑组织器官对应关系。
③ 权衡规矩：借以比喻四时正常脉象。
④ 减之：指攻邪。
⑤ 彰之：指补益的方法。

阳，定其血气，各守其乡，血实宜决之，气虚宜掣引之。

阴阳离合论篇第六

阴阳者，数①之可十，推之可百，数之可千，推之可万，万之大不可胜数，然其要一也。

灵兰秘典论篇第八

心者，君主之官也，神明出焉。肺者，相傅之官，治节出焉。肝者，将军之官，谋虑出焉。胆者，中正之官，决断出焉。膻中者，臣使之官，喜乐出焉。脾胃者，仓廪之官，五味出焉。大肠者，传道之官，变化出焉。小肠者，受盛之官，化物出焉。肾者，作强②之官，伎巧出焉。三焦者，决渎③之官，水道出焉。膀胱者，州都之官，津液藏焉，气化则能出矣。

凡此十二官者，不得相失也。故主明则下安，以此养生则寿，殁世不殆④，以为天下则大昌。主

---

① 数：指考查、审、辨之意。

② 作强：指作用强力。

③ 决渎：即疏通水道。

④ 殁世不殆：始终没有危险。

不明则十二官危，使道闭塞而不通，形乃大伤，以此养生则殃，以为天下者，其宗大危，戒之戒之。

六节藏象论篇第九

天食人以五气①，地食人以五味。五气入鼻，藏于心肺，上使五色修明，音声能彰。五味入口，藏于肠胃，味有所藏，以养五气，气和而生，津液相成，神乃自生。

帝曰：藏象何如？岐伯曰：心者，生之本，神之变也，其华在面，其充在血脉，为阳中之太阳，通于夏气。肺者，气之本，魄之处也，其华在毛，其充在皮，为阳中之太阴，通于秋气。肾者，主蛰，封藏之本，精之处也，其华在发，其充在骨，为阴中之少阴，通于冬气。肝者，罢极②之本，魂之居也，其华在爪，其充在筋，以生血气，其味酸，其色苍，此为阳中之少阳，通于春气。脾胃大肠小肠三焦膀胱者，仓廪之本，营之居也，名曰器，能化糟粕，转味而入出者也③，其华在唇四

---

① 五气：指风、寒、暑、湿、燥。

② 罢极：比喻肝脏任劳勇悍之性。

③ 转味而入出者也：指六腑受纳水谷，化生精微，排泄糟粕的功能活动。

白①，其充在肌，其味甘，其色黄，此至②阴之类，通于土气。凡十一脏取决于胆也。

五脏生成篇第十

心之合脉也，其荣色也，其主③肾也。肺之合皮也，其荣毛也，其主心也。肝之合筋也，其荣爪也，其主肺也。脾之合肉也，其荣唇也，其主肝也。肾之合骨也，其荣发也，其主脾也。

五脏别论篇第十一

脑、髓、骨、脉、胆、女子胞，此六者，地气之所生也，皆藏于阴而象于地④，故藏而不泻，名曰奇恒之腑。夫胃、大肠、小肠、三焦、膀胱，此五者，天气之所生也，其气象天，故泻而不藏，此受五脏浊气，名曰传化之腑⑤。此不能久留，输

中医经典条文 遠遠记

---

① 唇四白：唇口，四白指口。

② 至：到达。

③ 主：即制约之意。

④ 皆藏于阴而象于地：指奇恒之腑属阴，功能和作用就像大地一样，能化生万物、贮藏精气，有静而藏纳的特点。

⑤ 传化之腑：即传导化物之腑。

泻者也。魄门亦为五脏使①，水谷不得久藏。所谓五脏者，藏精气而不泻也，故满而不能实。六腑者，传化物而不藏，故实而不能满也。

所以然者，水谷入口，则胃实而肠虚；食下，则肠实而胃虚。故曰实而不满，满而不实也。

帝曰：气口②何以独为五脏主？岐伯曰：胃者水谷之海，六腑之大源也。五味入口，藏于胃，以养五脏气，气口亦太阴也。是以五脏六腑之气味，皆出于胃，变见③于气口。故五气入鼻，藏于心肺，心肺有病，而鼻为之不利也。

异法方宜论篇第十二

故东方之域，天地之所始生也。鱼盐之地，海滨傍水，其民食鱼而嗜咸，皆安其处，美其食④。鱼者使人热中，盐者胜血⑤，故其民皆黑色疏

---

① 魄门亦为五脏使：肛门的启闭功能依赖五脏之气的调节，而其启闭正常与否又影响脏腑气机的升降。

② 气口：即寸口脉。

③ 变见：反映、表现之意。

④ 安其处，美其食：指久居而能适应，对吃的食物也感到习惯。

⑤ 盐者胜血：指嗜咸则伤血。

理①。其病皆为痈疡，其治宜砭石。故砭石者，亦从东方来。

西方者，金玉之域，沙石之处，天地之所收引也。其民陵居而多风，水土刚强，其民不衣而褐荐②，其民华食而脂肥，故邪不能伤其形体，其病生于内③，其治宜毒药。故毒药④者亦从西方来。

北方者，天地所闭藏之域也。其地高陵居，风寒冰冽，其民乐野处而乳食，脏寒生满病，其治宜灸焫。故灸焫⑤者，亦从北方来。

南方者，天地所长养，阳之所盛处也。其地下，水土弱，雾露之所聚也。其民嗜酸而食胕⑥，故其民皆致理而赤色，其病挛痹，其治宜微针。故九针者，亦从南方来。

中央者，其地平以湿，天地所以生万物也众。其民食杂⑦而不劳，故其病多痿厥寒热。其治宜导

---

① 黑色疏理：指皮肤黑，肌理疏松。
② 不衣而褐荐：指不以棉麻丝绸为衣，而穿着皮毛之类的衣服。
③ 其病生于内：指饮食、七情内伤。
④ 毒药：指治病药物。
⑤ 灸焫（ruò）：王冰曰："火艾烧灼，谓之灸焫。"
⑥ 胕：通"腐"，指经过发酵制成的食物。
⑦ 食杂：指食物种类多。

引按蹻①，故导引按蹻者，亦从中央出也。

汤液醪醴论篇第十四

帝曰：形弊血尽而功不立②者何？岐伯曰：神不使也。

岐伯曰：病为本，工为标，标本不得，邪气不服，此之谓也。

帝曰：其有不从毫毛③而生，五脏阳以竭也。津液充郭，其魄独居，孤精于内，气耗于外，形不可与衣相保，此四极急而动中④，是气拒于内而形施于外，治之奈何？岐伯曰：平治于权衡，去宛陈莝⑤，微动四极，温衣，缪刺其处，以复其形。开鬼门，洁净府，精以时服，五阳以布，疏涤五脏。故精自生，形自盛，骨肉相保，巨气乃平。

脉要精微论篇第十七

诊法常以平旦，阴气未动，阳气未散，饮食

---

① 导引按蹻：泛指古代用来保健和治病的方法。
② 形弊血尽而功不立：形体衰败，气血耗竭，医生治疗不能获得满意的效果。
③ 毫毛：指体表。
④ 动中：指影响内脏。
⑤ 去宛陈莝：即祛除体内积水之意。

未进，经脉未盛，络脉调匀，气血未乱，故乃可诊有过之脉①。

夫脉者，血之府也。长则气治，短则气病；数则烦心，大则病进，上盛则气高②，下盛则气胀；代则气衰，细则气少，濇则心痛；浑浑革至如涌泉③，病进而色弊④；绵绵其去如弦绝⑤，死。

夫精明五色者，气之华也⑥。赤欲如白裹朱，不欲如赭；白欲如鹅羽，不欲如盐；青欲如苍璧之泽，不欲如蓝；黄欲如罗裹雄黄，不欲如黄土；黑欲如重漆色，不欲如地苍。五色精微象见矣，其寿不久也。夫精明者，所以视万物，别白黑，审短长。以长为短，以白为黑，如是则精衰矣。

五脏者，中之守也⑦。中盛脏满，气胜伤恐者⑧，声如从室中言，是中气之湿也；言而微，终

① 有过之脉：指有病之脉。

② 高："高"作"鬲"，鬲乃阻鬲之意。

③ 浑浑革至如涌泉：即脉来滚滚而急，好像泉水涌出一样。

④ 色弊："色"作"危"，"弊"与下句连读。

⑤ 绵绵其去如弦绝：指脉来隐约不明显。

⑥ 夫精明五色者，气之华也：指面色与眼睛均是脏腑精气之外华。

⑦ 中之守也：指五脏为身中神守之所。

⑧ 中盛脏满，气胜伤恐者：《太素》作"中盛满，气伤恐。"

中医经典条文

远真记

日乃复言者，此夺气也；衣被不敛，言语善恶，不避亲疏者，此神明之乱也。仓廪不藏者，是门户不要①也。水泉不止者，是膀胱不藏也。得守者生，失守者死。

夫五脏者，身之强也。头者精明之府，头倾视深，精神将夺矣；背者胸中之府，背曲肩随，府将坏矣；腰者肾之府，转摇不能，肾将惫矣；膝者筋之府，屈伸不能，行则偻附，筋将惫矣；骨者髓之府，不能久立，行则振掉，骨将惫矣。得强则生，失强则死。

万物之外，六合之内，天地之变，阴阳之应，彼春之暖，为夏之暑，彼秋之忿②，为冬之怒③，四变之动，脉与之上下，以春应中规，夏应中矩，秋应中衡，冬应中权④。

阴阳有时，与脉为期，期而相失⑤，知脉所分，分之有期，故知死时。微妙在脉，不可不察，察之

---

① 门户不要：门户指肛门。要，约束。

② 忿：指秋气劲急肃杀。

③ 怒：指冬气严寒杀厉。

④ 春应中规，夏应中矩，秋应中衡，冬应中权：规，形容春脉圆活而动，如规之象。矩，形容夏脉洪大滑数，如矩之象。衡，形容秋脉如浮毛轻涩而散，如衡之象。权，形容冬脉如石，兼沉如而滑。

⑤ 期而相失：四时之脉不合于规矩权衡之度。

有纪，从阴阳始，始之有经，从五行生，生之有度，四时为宜，补泻勿失，与天地如一，得一之情，以知死生。是故声合五音，色合五行，脉合阴阳。

是故持脉有道，虚静为保。

平人气象论篇第十八

黄帝问曰：平人何如？岐伯对曰：人一呼脉再动，一吸脉亦再动，呼吸定息脉五动，闰以太息，命曰平人。平人者，不病也。常以不病调病人，医不病，故为病人平息，以调之为法。

人一呼脉一动，一吸脉一动，曰少气。人一呼脉三动，一吸脉三动而躁，尺热曰病温，尺不热脉滑曰病风，脉涩曰痹。人一呼脉四动以上曰死，脉绝不至曰死，乍疏乍数曰死。

平人之常气禀于胃，胃者，平人之常气也，人无胃气曰逆，逆者死。

春胃微弦曰平，弦多胃少曰肝病，但弦无胃曰死，胃而有毛曰秋病，毛甚曰今病，脏真散于肝，肝藏筋膜之气也。

玉机真脏论篇第十九

五脏受气①于其所生，传之于其所胜，气舍②于其所生，死于其所不胜。病之且死，必先传行至其所不胜，病乃死。此言气之逆行也，故死。肝受气于心，传之于脾，气舍于肾，至肺而死。心受气于脾，传之于肺，气舍于肝，至肾而死。脾受气于肺，传之于肾，气舍于心，至肝而死。肺受气于肾，传之于肝，气舍于脾，至心而死。肾受气于肝，传之于心，气舍于肺，至脾而死。此皆逆死也。一日一夜五分之，此所以占③死生之早暮也。

五脏相通，移皆有次，五脏有病，则各传其所胜。

黄帝曰：见真脏曰死，何也？岐伯曰：五脏者，皆禀气于胃，胃者五脏之本也；脏气者，不能自致④于手太阴，必因于胃气⑤，乃至于手太阴也。故五脏各以其时，自为而至于手太阴也。故邪气胜者，精气衰也。故病甚者，胃气不能与之俱至于手

---

① 气：指病气。
② 舍：即留舍。
③ 占：推测。
④ 致：通"至"，到达。
⑤ 必因于胃气：必须借助胃气的输布。

太阴，故真脏之气独见，独见者，病胜脏也，故曰死。

凡治病，察其形气色泽，脉之盛衰，病之新故，乃治之无后其时。形气相得，谓之可治；色泽以浮，谓之易已；脉从四时，谓之可治；脉弱以滑，是有胃气，命曰易治，取之以时；形气相失，谓之难治；色夭不泽，谓之难已；脉实以坚，谓之益甚；脉逆四时，为不可治。必察四难，而明告之。

所谓逆四时者，春得肺脉，夏得肾脉，秋得心脉，冬得脾脉；其至皆悬绝沉涩者，命曰逆。四时未有脏形，于春夏而脉沉涩，秋冬而脉浮大，名曰逆四时也。病热脉静，泄而脉大，脱血而脉实，病在中，脉实坚，病在外，脉不实坚者，皆难治。

黄帝曰：余闻虚实以决死生，愿闻其情。岐伯曰：五实死，五虚死。帝曰：愿闻五实五虚。岐伯曰：脉盛，皮热，腹胀，前后不通，闷瞀[1]，此谓五实。脉细，皮寒，气少，泄利前后，饮食不入，此谓五虚。

帝曰：其时有生者何也？岐伯曰：浆粥入胃，泄注止，则虚者活；身汗得后利，则实者活。此其

---

[1] 闷瞀：指心烦。

候也。

经脉别论篇第二十一

勇者气行则已，怯者则着而为病也。

故曰：诊病之道，观人勇怯、骨肉皮肤，能知其情，以为诊法也。

故春秋冬夏，四时阴阳，生病起于过用，此为常也。

食气入胃，散精于肝，淫气①于筋。食气入胃，浊气②归心，淫精于脉。脉气流经，经气归于肺，肺朝百脉，输精于皮毛。毛脉合精，行气于府。府精神明，留于四脏，气归于权衡。权衡以平，气口成寸，以决死生。

饮入于胃，游溢③精气，上输于脾。脾气散精，上归于肺，通调水道，下输膀胱。水精四布，五经并行，合于四时五脏阴阳，揆④度以为常也。

① 淫气：即滋养、滋润之意。
② 浊气：指精微之气。
③ 游溢：即敷布分散之意。
④ 揆：测量之意。

脏气法时论篇第二十二

肝主春，足厥阴少阳主治，其日甲乙，肝苦急，急食甘以缓之。心主夏，手少阴太阳主治，其日丙丁，心苦缓，急食酸以收之。脾主长夏，足太阴阳明主治，其日戊己，脾苦湿，急食苦以燥之。肺主秋，手太阴阳明主治，其日庚辛，肺苦气上逆，急食苦以泄之。肾主冬，足少阴太阳主治，其日壬癸，肾苦燥，急食辛以润之，开腠理，致津液，通气也。

肝欲散，急食辛以散之，用辛补之，酸泻之。

心欲软，急食咸以软之，用咸补之，甘泻之。

脾欲缓，急食甘以缓之，用苦泻之，甘补之。

肺欲收，急食酸以收之，用酸补之，辛泻之。

肾欲坚，急食苦以坚之，用苦补之，咸泻之。

辛散，酸收，甘缓，苦坚，咸软。毒药攻邪，五谷①为养，五果②为助，五畜③为益，五菜④为充，气味合而服之，以补精益气。此五者，有辛酸甘苦咸，各有所利，或散，或收，或缓，或急，或坚，

---

① 五谷：指粳米、小豆、麦、大豆、黄黍。
② 五果：指桃、李、杏、栗、枣。
③ 五畜：指牛、羊、豕、犬、鸡。
④ 五菜：指葵、藿、薤、葱、韭。

或软，四时五脏，病随五味所宜也。

宣明五气篇第二十三

五味所禁：辛走气，气病无多食辛；咸走血，血病无多食咸①；苦走骨，骨病无多食苦；甘走肉，肉病无多食甘；酸走筋，筋病无多食酸。是谓五禁，无令多食。

五劳所伤：久视伤血，久卧伤气，久坐伤肉，久立伤骨，久行伤筋，是谓五劳所伤。

宝命全形论篇第二十五

故针有悬布天下者五，黔首共余食，莫知之也。一曰治神，二曰知养身，三曰知毒药为真，四曰制砭石小大，五曰知腑脏血气之诊。五法俱立，各有所先。

八正神明论篇第二十六

上工救其萌牙②，必先见三部九候之气，尽调

---

① 血病无多食咸：咸入肾，肾水盛则克心火，影响血脉运行。

② 萌牙：指疾病初起。

不败而救之，故曰上工。下工救其已成，救其已败。救其已成者，言不知三部九候之相失，因病而败之也。

通评虚实论篇第二十八

邪气盛则实，精气夺则虚。

太阴阳明论篇第二十九

黄帝问曰：太阴阳明为表里，脾胃脉也。生病而异者何也？岐伯对曰：阴阳异位，更虚更实，更逆更从①，或从内或从外，所从不同，故病异名也。

阳者天气也，主外；阴者地气也，主内。故阳道实，阴道虚②。故犯贼风虚邪者，阳受之，食饮不节，起居不时者，阴受之。阳受之则入六腑，阴受之则入五脏。入六腑则身热不时卧，上为喘呼；入五脏则䐜满闭塞，下为飧泄，久为肠澼。故

————————

① 更虚更实，更逆更从：指脾胃内外相应，在功能上虚实更替，气机相因。

② 阳道实，阴道虚：六腑多病外感而为实证，五脏多病内伤而为虚证。

喉主天气，咽主地气①。故阳受风气，阴受湿气。

故阴气从足上行至头，而下行循臂至指端；阳气从手上行至头，而下行至足。故曰阳病者上行极而下，阴病者下行极而上。故伤于风者上先受之，伤于湿者下先受之。

帝曰：脾病而四支不用何也？岐伯曰：四支皆禀气于胃而不得至经②，必因于脾乃得禀也。今脾病不能为胃行其津液，四支不得禀水谷气，气日以衰，脉道不利，筋骨肌肉，皆无气以生，故不用焉。

帝曰：脾与胃以膜相连耳，而能为之行其津液何也？岐伯曰：足太阴者三阴也，其脉贯胃，属脾，络嗌③，故太阴为之行气于三阴。阳明者表也，五脏六腑之海也，亦为之行气于三阳。脏腑各因其经而受气于阳明，故为胃行其津液。

热论篇第三十一

黄帝问曰：今夫热病者，皆伤寒④之类也，或

---

① 喉主天气，咽主地气：喉司呼吸，故主天气；咽纳水谷，故主地气。

② 至经：意为直接到达。

③ 嗌：指咽喉。

④ 伤寒：指感受四时邪气引起外感热病的统称。

愈或死，其死皆以六七日之间，其愈皆以十日以上者，何也？不知其解，愿闻其故。岐伯对曰：巨阳者，诸阳之属①也，其脉连于风府，故为诸阳主气也。人之伤于寒也，则为病热，热虽甚不死；其两感②于寒而病者，必不免于死。

帝曰：愿闻其状。岐伯曰：伤寒一日，巨阳受之，故头项痛腰脊强。二日阳明受之，阳明主肉，其脉侠鼻络于目，故身热③且疼而鼻干，不得卧也。三日少阳受之，少阳主胆，其脉循胁络于耳，故胸胁痛而耳聋。三阳经络皆受其病，而未入于脏者，故可汗而已。四日太阴受之，太阴脉布胃中络于嗌，故腹满而嗌干。五日少阴受之，少阴脉贯肾络于肺，系舌本，故口燥舌干而渴。六日厥阴受之，厥阴脉循阴器而络于肝，故烦满而囊缩④。三阴三阳、五脏六腑皆受病，荣卫不行，五脏不通，则死矣。

其不两感于寒者，七日巨阳病衰，头痛少愈；八日阳明病衰，身热少愈；九日少阳病衰，耳聋微

---

① 属：即聚会之意。
② 两感：指表里两经同时受邪发病。
③ 身热：指发热较甚。
④ 囊缩：指阴囊收缩。

闻；十日太阴病衰，腹减如故，则思饮食；十一日少阴病衰，渴止不满，舌干已而嚏①；十二日厥阴病衰，囊纵，少腹微下②，大气③皆去，病日已矣。

帝曰：治之奈何？岐伯曰：治之各通④其脏脉，病日衰已矣。其未满三日者，可汗而已；其满三日者，可泄而已。

帝曰：热病已愈，时有所遗⑤者，何也？岐伯曰：诸遗者，热甚而强食之，故有所遗也。若此者，皆病已衰而热有所藏，因其谷气相薄⑥，两热相合，故有所遗也。帝曰：善。治遗奈何？岐伯曰：视其虚实，调其逆从，可使必已矣。帝曰：病热当何禁之？岐伯曰：病热少愈，食肉则复，多食则遗，此其禁也。

帝曰：其病两感于寒者，其脉应与其病形何如？岐伯曰：两感于寒者，病一日则巨阳与少阴俱病，则头痛口干而烦满；二日则阳明与太阴俱病，

---

① 嚏：是邪退正气来复之象。

② 囊纵，少腹微下：指阴囊收缩及少腹拘急的症状微微舒缓。

③ 大气：指邪气。王冰曰："大气，谓大邪之气也。"

④ 通：有疏通调治之意，给邪气以出路。

⑤ 遗：病邪遗留余热。

⑥ 薄：通"搏"。

则腹满身热，不欲食，谵言；三日则少阳与厥阴俱病，则耳聋囊缩而厥①，水浆不入，不知人，六日死。帝曰：五脏已伤，六腑不通，荣卫不行，如是之后，三日乃死何也？岐伯曰：阳明者，十二经脉之长②也，其血气盛，故不知人，三日其气乃尽，故死矣。凡病伤寒而成温者，先夏至日者为病温，后夏至日者为病暑，暑当与汗皆出，勿止。

评热病论篇第三十三

黄帝问曰：有病温者，汗出辄复热而脉躁疾，不为汗衰，狂言不能食，病名为何？岐伯对曰：病名阴阳交③，交者，死也。帝曰：愿闻其说。岐伯曰：人所以汗出者，皆生于谷，谷生于精。今邪气交争于骨肉而得汗者，是邪却而精胜也。精胜，则当能食而不复热。复热者，邪气也，汗者，精气也，今汗出而辄复热者，是邪胜也，不能食者，精无俾④也，病而留者，其寿可立而倾。且夫《热论》曰：汗出而脉尚躁盛者死。今脉不与汗相应，

① 厥：指四肢逆冷。
② 长：首要、主要之意。
③ 阴阳交：指邪盛正衰的一种危重证候。
④ 俾：指补益之意。

此不胜其病也，其死明矣。狂言者是失志，失志者死。今见三死①，不见一生，虽愈必死也。

邪之所凑，其气必虚。

咳论篇第三十八

黄帝问曰：肺之令人咳，何也？岐伯对曰：五脏六腑皆令人咳，非独肺也。帝曰：愿闻其状。岐伯曰：皮毛者，肺之合也，皮毛先受邪气，邪气以从其合也。其寒饮食入胃，从肺脉上至于肺，则肺寒，肺寒则外内合邪②，因而客之，则为肺咳。五脏各以其时受病，非其时，各传以与之③。

人与天地相参，故五脏各以治时④，感于寒则受病，微则为咳，甚者为泄为痛。乘秋则肺先受邪，乘春则肝先受之，乘夏则心先受之，乘至阴则脾先受之，乘冬则肾先受之。

肺咳之状，咳而喘息有音，甚则唾血。心咳之状，咳则心痛，喉中介介⑤如梗状，甚则咽肿喉

---

① 三死：一不能食，二犹脉躁，三者失志。

② 合邪：指外感邪气与内伤寒凉饮食相合。

③ 各传以与之：即他脏受邪后传与肺而咳嗽。

④ 治时：指五脏所主之时令。

⑤ 介介：指分隔、梗阻之意。

痹。肝咳之状，咳则两胁下痛，甚则不可以转，转则两胠下满。脾咳之状，咳则右胁下痛，阴阴①引肩背，甚则不可以动，动则咳剧。肾咳之状，咳则腰背相引而痛，甚则咳涎②。

帝曰：六腑之咳奈何？安所受病？岐伯曰：五脏之久咳，乃移于六腑。脾咳不已，则胃受之，胃咳之状，咳而呕，呕甚则长虫出。肝咳不已，则胆受之，胆咳之状，咳呕胆汁。肺咳不已，则大肠受之，大肠咳状，咳而遗矢③。心咳不已，则小肠受之，小肠咳状，咳而失气④，气与咳俱失。肾咳不已，则膀胱受之，膀胱咳状，咳而遗溺。久咳⑤不已，则三焦受之，三焦咳状，咳而腹满，不欲食饮。

此皆聚于胃，关于肺，使人多涕唾而面浮肿气逆也。

举痛论篇第三十九

帝曰：愿闻人之五脏卒痛，何气使然？岐伯

① 阴阴：即"隐隐"。
② 咳涎：指咳出涎沫稀痰。
③ 遗矢：指大便失禁。
④ 失气：即矢气。
⑤ 久咳：指各种咳嗽。

对曰：经脉流行不止，环周不休。寒气入经而稽迟①，泣②而不行，客于脉外则血少，客于脉中则气不通，故卒然而痛。

帝曰：其痛或卒然而止者，或痛甚不休者，或痛甚不可按者，或按之痛止者，或按之无益者，或喘动③应手者，或心与背相引而痛者，或胁肋与少腹相引而痛者，或腹痛引阴股者，或痛宿昔④而成积者，或卒然痛死不知人，有少间复生者，或痛而呕者，或腹痛而后泄者，或痛而闭不通者，凡此诸痛，各不同形，别之奈何？

岐伯曰：寒气客于脉外则脉寒，脉寒则缩踡，缩踡则脉绌急⑤，绌急则外引小络，故卒然而痛，得炅则痛立止。

因重中于寒，则痛久矣。

寒气客于经脉之中，与炅气相薄则脉满，满则痛而不可按也。

寒气稽留，炅气从上，则脉充大而血气乱，故痛甚不可按也。

---

① 稽迟：即指经脉气血留止而不行之意。

② 泣：通"涩"。

③ 喘动：即跳动之意。

④ 宿昔：经久之意。

⑤ 绌急：屈曲拘急之意。

寒气客于肠胃之间，膜原①之下，血不得散，小络急引故痛，按之则血气散，故按之痛止。

寒气客于侠脊之脉②，则深按之不能及，故按之无益也。

寒气客于冲脉，冲脉起于关元，随腹直上，寒气客则脉不通，脉不通则气因之，故揣动应手矣。

寒气客于背俞之脉③则脉泣，脉泣则血虚，血虚则痛，其俞注于心，故相引而痛，按之则热气至，热气至则痛止矣。

寒气客于厥阴之脉，厥阴之脉者，络阴器系于肝，寒气客于脉中，则血泣脉急，故胁肋与少腹相引痛矣。

厥气④客于阴股，寒气上及少腹，血泣在下相引，故腹痛引阴股。

寒气客于小肠膜原之间，络血之中，血泣不得注于大经，血气稽留不得行，故宿昔而成积矣。

寒气客于五脏，厥逆上泄，阴气竭，阳气未

---

① 膜原：指脏腑、肌肉间的脂膜组织。
② 侠脊之脉：指脊柱两侧深部之经脉。
③ 背俞之脉：指膀胱经。
④ 厥气：指寒逆之气。

入①，故卒然痛死不知人，气复反，则生矣。

寒气客于肠胃，厥逆上出，故痛而呕也。寒气客于小肠，小肠不得成聚②，故后泄腹痛矣。

热气留于小肠，肠中痛，瘅热③焦渴，则坚干不得出，故痛而闭不通矣。

帝曰：所谓言而可知者也。视而可见奈何？岐伯曰：五脏六腑，固尽有部④，视其五色，黄赤为热，白为寒，青黑为痛，此所谓视而可见者也。帝曰：扪而可得奈何？岐伯曰：视其主病之脉，坚而血及陷下者，皆可扪而得也。

余知百病生于气也。怒则气上，喜则气缓，悲则气消，恐则气下，寒则气收，炅则气泄，惊则气乱，劳则气耗，思则气结。

怒则气逆，甚则呕血及飧泄，故气上矣。喜则气和志达，荣卫通利，故气缓矣。悲则心系急，肺布叶举，而上焦不通，荣卫不散，热气在中，故气消矣。恐则精却，却则上焦闭，闭则气还，还则下焦胀，故气不行矣。寒则腠理闭，气不行，故气

① 阴气竭，阳气未入：即阴气阻隔于内，阳气泄越于外，阴阳之气暂时处在离绝状态。

② 成聚：指小肠受盛化物的功能。

③ 瘅热：即热盛。瘅，热也。

④ 五脏六腑，固尽有部：指面部分布的五脏六腑部位。

收矣。炅则腠理开，荣卫通，汗大泄，故气泄。惊则心无所倚，神无所归，虑无所定，故气乱矣。劳则喘息汗出，外内皆越，故气耗矣。思则心有所存，神有所归，正气留而不行，故气结矣。

风论篇第四十二

风者，善行而数变……故风者，百病之长也，至其变化，乃为他病也。

痹论篇第四十三

黄帝问曰：痹之安生？岐伯对曰：风寒湿三气杂①至，合而为痹也。其风气胜者为行痹，寒气胜者为痛痹，湿气胜者为着痹也。

帝曰：其有五者何也？岐伯曰：以冬遇此者为骨痹；以春遇此者为筋痹；以夏遇此者为脉痹；以至阴遇此者为肌痹；以秋遇此者为皮痹。

帝曰：内舍②五脏六腑，何气使然？岐伯曰：五脏皆有合，病久而不去者，内舍于其合也。故骨痹不已，复感于邪，内舍于肾；筋痹不已，复感于

① 杂：即夹杂。

② 舍：即稽留、留置之意。张介宾曰："舍者，邪入而居之也。"

邪，内舍于肝；脉痹不已，复感于邪，内舍于心；肌痹不已，复感于邪，内舍于脾；皮痹不已，复感于邪，内舍于肺。所谓痹者，各以其时重感于风寒湿之气也。

凡痹之客五脏者，肺痹者，烦满喘而呕；心痹者，脉不通，烦则心下鼓①，暴上气而喘，嗌干，善噫，厥气上则恐；肝痹者，夜卧则惊，多饮数小便，上为引如怀②；肾痹者，善胀，尻以代踵，脊以代头③；脾痹者，四肢解堕，发咳呕汁，上为大塞④；肠痹者，数饮而出不得，中气喘争⑤，时发飧泄；胞痹⑥者，少腹膀胱按之内痛，若沃以汤⑦，涩于小便，上为清涕。

阴气⑧者，静则神藏，躁则消亡。饮食自倍，肠胃乃伤。

帝曰：荣卫之气，亦令人痹乎？岐伯曰：荣

① 心下鼓：心下鼓动，即心悸。
② 上为引如怀：形容腹胀大，状如怀孕。
③ 尻以代踵，脊以代头：指足不能行走、站立，以尾骶部代之；头俯不能仰，背部弯曲，脊高于头。
④ 大塞：即痞塞。
⑤ 中气喘争：指腹中有气攻冲，肠中雷鸣有声。
⑥ 胞痹：即膀胱痹。
⑦ 若沃以汤：形容灼热感，像用热水浇灌一样。
⑧ 阴气：指五脏之气。

者，水谷之精气也，和调于五脏，洒陈①于六腑，乃能入于脉也，故循脉上下，贯五脏，络六腑也。卫者，水谷之悍气②也，其气慓疾滑利③，不能入于脉也，故循皮肤之中，分肉之间，熏于肓膜，散于胸腹。逆其气则病，从其气则愈，不与风寒湿气合，故不为痹。

帝曰：善。痹，或痛，或不痛，或不仁，或寒，或热，或燥，或湿，其故何也？岐伯曰：痛者，寒气多也，有寒故痛。其不痛不仁者，病久入深，荣卫之行涩，经络时疏④，故不通，皮肤不营，故为不仁。其寒者，阳气少，阴气多，与病相益⑤，故寒也。其热者，阳气多，阴气少，病气胜，阳遭阴，故为痹热。其多汗而濡⑥者，此其逢湿甚也，阳气少，阴气盛，两气相感，故汗出而濡也。

帝曰：夫痹之为病，不痛何也？岐伯曰：痹在于骨则重，在于脉则血凝而不流，在于筋则屈不

---

① 洒陈：即散布。

② 悍气：指卫气。张介宾曰："卫气者，阳气也。阳气之至，浮盛而疾，故曰悍气。"

③ 慓疾滑利：指卫气运行急速滑利而不受脉道约束。

④ 经络时疏：指经脉空虚。

⑤ 相益：指相加、助长之意。

⑥ 濡：即湿。

伸，在于肉则不仁，在于皮则寒。故具此五者，则不痛也。凡痹之类，逢寒则虫①，逢热则纵。

痿论篇第四十四

黄帝问曰：五脏使人痿，何也？岐伯对曰：肺主身之皮毛，心主身之血脉，肝主身之筋膜，脾主身之肌肉，肾主身之骨髓。故肺热叶焦②，则皮毛虚弱，急薄着则生痿躄③也。心气热，则下脉厥而上，上则下脉虚，虚则生脉痿，枢折挈④，胫纵⑤而不任地也。肝气热，则胆泄口苦，筋膜干，筋膜干则筋急而挛，发为筋痿。脾气热，则胃干而渴，肌肉不仁，发为肉痿。肾气热，则腰脊不举，骨枯而髓减，发为骨痿。

帝曰：何以得之？岐伯曰：肺者，脏之长也，为心之盖也。有所失亡，所求不得，则发肺鸣⑥，

---

① 虫：《甲乙经》《太素》均作"急"。张介宾曰："盖逢寒则筋挛，故急；逢热则筋弛，故纵也。"

② 肺热叶焦：指肺叶受邪热灼伤，肺之津液受损的病理变化。

③ 痿躄：指四肢痿废不能用。

④ 枢折挈：形容关节如同枢轴之折断不能活动。

⑤ 胫纵：指足胫弛纵而不能行走。胫，指小腿部。

⑥ 肺鸣：指肺受邪后发为咳、喘一类有声的病变。

鸣则肺热叶焦。故曰：五脏因肺热叶焦，发为痿躄，此之谓也。悲哀太甚，则胞络绝①，胞络绝则阳气内动，发则心下崩，数溲血也。故《本病》曰：大经空虚，发为肌痹②，传为脉痿。思想无穷，所愿不得，意淫于外，入房太甚，宗筋③弛纵，发为筋痿，及为白淫④。故《下经》曰：筋痿者，生于肝，使内⑤也。有渐⑥于湿，以水为事，若有所留，居处相湿，肌肉濡渍，痹而不仁，发为肉痿。故《下经》曰：肉痿者，得之湿地也。有所远行劳倦，逢大热而渴，渴则阳气内伐，内伐则热舍于肾。肾者水脏也，今水不胜火，则骨枯而髓虚，故足不任身，发为骨痿。故《下经》曰：骨痿者，生于大热也。

帝曰：何以别之？岐伯曰：肺热者，色白而毛败；心热者，色赤而络脉溢；肝热者，色苍而爪枯；脾热者，色黄而肉蠕动；肾热者，色黑而齿槁。

40

中医经典条文速查速记

---

① 胞络绝：心包络脉阻绝不通。
② 肌痹：《太素》作"脉痹"。
③ 宗筋：即全身之筋膜。又有男子前阴，亦称为宗筋。
④ 白淫：指男子滑精、白浊，女子带下的病证。
⑤ 使内：即入房。
⑥ 渐：浸也，渍也。

帝曰：如夫子言可矣。论言治痿者独取阳明，何也？岐伯曰：阳明者，五脏六腑之海，主闰宗筋，宗筋主束骨而利机关也。冲脉者，经脉之海也，主渗灌溪谷，与阳明合于宗筋，阴阳揔宗筋之会①，会于气街，而阳明为之长，皆属于带脉，而络于督脉。故阳明虚则宗筋纵，带脉不引，故足痿不用也。

帝曰：治之奈何？岐伯曰：各补其荥而通其俞，调其虚实，和其逆顺，筋脉骨肉，各以其时受月②，则病已矣。

刺禁论篇第五十二

肝生于左，肺藏于右，心部于表，肾治于里，脾为之使，胃为之市。

水热穴论篇第六十一

黄帝问曰：少阴何以主肾？肾何以主水？岐伯对曰：肾者至阴也，至阴者盛水③也；肺者太阴

---

① 阴阳揔宗筋之会：指阴经阳经总聚于宗筋。
② 各以其时受月：指分别在各脏腑受气之月进行针刺治疗。
③ 盛水：指肾主水的功能。

也，少阴者冬脉也。故其本在肾，其末在肺，皆积水也。

帝曰：肾何以能聚水而生病？岐伯曰：肾者，胃之关也，关门不利，故聚水而从其类也。上下溢于皮肤，故为胕肿。胕肿者，聚水而生病也。

帝曰：诸水皆生于肾乎？岐伯曰：肾者，牝①脏也，地气上者②属于肾，而生水液也，故曰至阴。勇而劳甚则肾汗出，肾汗出逢于风，内不得入于脏腑，外不得越于皮肤，客于玄府，行于皮里，传为胕肿，本之于肾，名曰风水。

调经论篇第六十二

夫心藏神，肺藏气，肝藏血，脾藏肉，肾藏志，而此成形。志意通，内连骨髓，而成身形五脏。五脏之道，皆出于经隧③，以行血气，血气不和，百病乃变化而生，是故守经隧焉。

气血以并④，阴阳相倾⑤，气乱于卫，血逆于经，

---

① 牝（pìn）：即阴脏。
② 地气上者：指肾蒸腾气化功能。
③ 经隧：指经脉流行之道。
④ 并：即偏胜。
⑤ 倾：即倾陷。

血气离居①，一实一虚。

夫邪之生也，或生于阴，或生于阳。其生于阳者，得之风雨寒暑；其生于阴者，得之饮食居处，阴阳喜怒。

帝曰：经言阳虚则外寒，阴虚则内热，阳盛则外热，阴盛则内寒。余已闻之矣，不知其所由然也。

岐伯曰：阳受气于上焦，以温皮肤分肉之间，今寒气在外，则上焦不通，上焦不通，则寒独留于外，故寒栗。帝曰：阴虚生内热奈何？岐伯曰：有所劳倦，形气衰少，谷气不盛，上焦不行，下脘不通，胃气热，热气熏胸中，故内热。帝曰：阳盛生外热奈何？岐伯曰：上焦不通利，则皮肤致密，腠理闭塞，玄府不通，卫气不得泄越，故外热。帝曰：阴盛生内寒奈何？岐伯曰：厥气上逆，寒气积于胸中而不泻，不泻则温气去，寒独留，则血凝泣，凝则脉不通，其脉盛大以涩，故中寒。

标本病传论篇第六十五

治反为逆，治得为从。先病而后逆②者治其

---

① 血气离居：气血偏聚而不能相随。

② 逆：指气血逆乱。

本，先逆而后病者治其本，先寒而后生病者治其本，先病而后生寒者治其本，先热而后生病者治其本，先热而后生中满者治其标，先疾而后泄者治其本，先泄而后生他病者治其本，必且调之，乃治其他病。先病而后生中满者治其标，先中满而后烦心者治其本。人有客气①，有同气②。小大③不利治其标，小大利治其本。病发而有余，本而标之，先治其本，后治其标。病发而不足，标而本之，先治其标，后治其本。谨察间甚，以意调之，间④者并行，甚者独行。

五运行大论篇第六十七

天地阴阳者，不以数推，以象之谓也。

燥以干之，暑以蒸之，风以动之，湿以润之，寒以坚之，火以温之。故风寒在下，燥热在上，湿气在中，火游行其间，寒暑六入，故令虚而生化也。

---

① 客气：指外邪。
② 同气："同"作"固"，即人体内既有的邪气。
③ 小大：指二便。
④ 间：即病轻。

气有余，则制己所胜而侮所不胜；其不及，则己所不胜侮①而乘之，己所胜轻而侮之。侮反受邪。侮而受邪，寡于畏也②。

六微旨大论篇第六十八

亢则害，承乃制，制则生化，外列盛衰，害则败乱，生化大病。

天气下降，气流于地；地气上升，气腾于天。故高下相召，升降相因，而变作矣。

出入废则神机③化灭，升降息则气立④孤危。故非出入，则无以生长壮老已；非升降，则无以生长化收藏。是以升降出入，无器⑤不有。

故器者生化之宇，器散则分之，生化息矣。故无不出入，无不升降，化有小大，期有近远，四者之有，而贵常守，反常则灾害至矣。

---

① 侮：即欺侮。
② 寡于畏也：指缺少防御的能力之意。
③ 神机：指生命的内部存有生生不息之机。
④ 气立：指生命的外形依赖于气化的作用而存在。
⑤ 器：谓有形之物。

五常政大论篇第七十

西北之气散而寒之[1]，东南之气收而温之[2]，所谓同病异治也。

气始而生化，气散而有形，气布[3]而蕃育，气终而象变，其致一也。

帝曰：有毒无毒，服有约乎？岐伯曰：病有久新，方有大小，有毒无毒，固宜常制[4]矣。大毒治病，十去其六；常毒治病，十去其七；小毒治病，十去其八；无毒治病，十去其九。谷肉果菜，食养尽之，无使过之，伤其正也。

化不可代，时不可违。

六元正纪大论篇第七十一

用寒远寒，用凉远凉，用温远温，用热远热，食宜同法，有假者反常，反是者病。所谓时也。

风胜则动，热胜则肿，燥胜则干，寒胜则

---

① 散而寒之：即以发散之品以祛外邪，寒凉之品以清内热。

② 收而温之：即以收敛之品以固其表阳，温补之品以温里祛寒。

③ 布：即敷布。

④ 常制：即常规法则。制，法则。

浮^①，湿胜则濡泄，甚则水闭胕肿，随气所在，以言其变耳。

木郁达之，火郁发之，土郁夺之，金郁泄之，水郁折之。

至真要大论篇第七十四

谨察阴阳所在而调之，以平为期，正者正治，反者反治。

帝曰：善。夫百病之生也，皆生于风寒暑湿燥火，以之化之变也。经言盛者泻之，虚者补之，余锡以方士^②，而方士用之，尚未能十全，余欲令要道必行，桴鼓相应，犹拔刺雪污，工巧神圣，可得闻乎？岐伯曰：审察病机，无失气宜，此之谓也。

诸风掉眩，皆属于肝。诸寒收引，皆属于肾。诸气膹郁，皆属于肺。诸湿肿满，皆属于脾。诸热瞀瘛^③，皆属于火。诸痛痒疮，皆属于心。诸厥固泄，皆属于下。诸痿喘呕，皆属于上。诸禁鼓慄，如丧神守，皆属于火。诸痉项强，皆属于湿。诸逆

---

① 浮：即浮肿。

② 方士：此处指医生。

③ 瞀瘛：即头目晕眩、同时伴有痉挛之意。

冲上，皆属于火。诸胀腹大，皆属于热。诸躁狂越，皆属于火。诸暴强直，皆属于风。诸病有声，鼓之如鼓，皆属于热。诸病胕肿，疼酸惊骇，皆属于火。诸转反戾，水液浑浊，皆属于热。诸病水液，澄澈清冷，皆属于寒。诸呕吐酸，暴注下迫，皆属于热。

谨守病机，各司其属，有者求①之，无者求之，盛者责之，虚者责之，必先五胜，疏其血气，令其调达，而致和平，此之谓也。

寒者热之，热者寒之，微②者逆之，甚者从之，坚者削之，客者除之，劳者温之，结者散之，留者攻③之，燥者濡之，急④者缓之，散者收之，损者温之，逸⑤者行之，惊者平之，上之下之，摩之浴之，薄之⑥劫之，开之发之，适事为故。

帝曰：何谓逆从？岐伯曰：逆者正治，从者反治，从少从多，观其事也。帝曰：反治何谓？岐伯曰：热因寒用，寒因热用，塞因塞用，通因通

中医经典条文速查速记

---

① 求：即推求。

② 微：指病证单纯，疾病性质与所表现的病象一致。

③ 攻：指攻下法。

④ 急：指拘急痉挛之类的病证。

⑤ 逸：即因安逸导致的气血壅滞的病证。

⑥ 薄之：指用具有侵蚀作用的药治病。

用，必伏其所主，而先其所因①，其始则同，其终则异，可使破积，可使溃坚，可使气和，可使必已。帝曰：善。气调而得者何如？岐伯曰：逆之从之，逆而从之，从而逆之，疏气令调，则其道也。

帝曰：善。病之中外②何如？岐伯曰：从内之外者，调其内；从外之内者，治其外；从内之外而盛于外者，先调其内而后治其外；从外之内而盛于内者，先治其外而后调其内；中外不相及，则治主病。

帝曰：论言治寒以热，治热以寒，而方士不能废绳墨③而更其道也。有病热者寒之而热，有病寒者热之而寒，二者皆在，新病复起，奈何治？岐伯曰：诸寒之而热者取之阴④，热之而寒者取之阳⑤，所谓求其属也。

帝曰：善。服寒而反热，服热而反寒，其故何也？岐伯曰：治其王气⑥，是以反也。帝曰：不

---

① 必伏其所主，而先其所因：张介宾曰："伏其所主者，制病之本也。先其所因着，求病之由也。"

② 病之中外：指内伤病与外感病的关系。

③ 绳墨：指规则、标准。

④ 诸寒之而热者取之阴：王冰曰："壮水之主，以制阳光。"

⑤ 热之而寒者取之阳：王冰曰："益火之源，以消阴翳。"

⑥ 王气：即旺气，指亢盛之气。

治王而然者何也？岐伯曰：悉乎哉问也！不治五味属也。夫五味入胃，各归所喜，故酸先入肝，苦先入心，甘先入脾，辛先入肺，咸先入肾，久而增气，物化之常也。气增而久，夭①之由也。

帝曰：善。方制②君臣何谓也？岐伯曰：主病③之谓君，佐君之谓臣，应臣之谓使，非上下三品之谓也。帝曰：三品何谓？岐伯曰：所以明善恶之殊贯④也。

示从容论篇第七十六

夫圣人之治病，循法守度，援物比类，化之冥冥，循上及下，何必守经。

疏五过论篇第七十七

凡未诊病者，必问尝贵后贱，虽不中邪，病从内生，名曰脱营⑤。尝富后贫，名曰失精⑥，五

---

① 夭：指疾病产生或夭折。
② 方制：方，药方。制，配制。
③ 主病：主治疾病的药物。
④ 明善恶之殊贯：指三品是用于区别药性善恶的不同情况。
⑤ 脱营：指因情志抑郁而致血少脉虚的病证。
⑥ 失精：指因情志抑郁、营养不足而致精气虚少的病证。五

气留连，病有所并。医工诊之，不在脏腑，不变躯形，诊之而疑，不知病名，身体日减，气虚无精，病深无气，洒洒然时惊。病深者，以其外耗于卫，内夺于荣。良工所失，不知病情，此亦治之一过也。

凡欲诊病者，必问饮食居处，暴乐暴苦，始乐后苦，皆伤精气。精气竭绝，形体毁沮。暴怒伤阴，暴喜伤阳。厥气上行，满脉去形[1]。愚医治之，不知补泻，不知病情，精华日脱，邪气乃并，此治之二过也。

善为脉者，必以《比类》《奇恒》《从容》知之，为工而不知道，此诊之不足贵，此治之三过也。

诊有三常[2]，必问贵贱，封君败伤，及欲侯王。故贵脱势，虽不中邪，精神内伤，身必败亡。始富后贫，虽不伤邪，皮焦筋屈，痿躄为挛，医不能严，不能动神，外为柔弱，乱至失常，病不能移，则医事不行，此治之四过也。

---

[1] 满脉去形：王冰曰："逆气上行，满与经络，则神气惮散，去离形骸矣。"

[2] 三常：此指贵贱、贫富、苦乐。

凡诊者，必知终始①，有知余绪②，切脉问名，当合男女。离绝菀结③，忧恐喜怒，五脏空虚，血气离守，工不能知，何术之语。尝富大伤，斩筋绝脉，身体复行，令泽不息④，故⑤伤败结，留薄归阳，脓积寒炅。粗工治之，亟刺阴阳，身体解散，四肢转筋，死日有期，医不能明，不问所发，惟言死日，亦为粗工，此治之五过也。

故曰：圣人之治病也，必知天地阴阳，四时经纪，五脏六腑，雌雄表里⑥。刺灸砭石，毒药所主，从容人事，以明经道，贵贱贫富，各异品理⑦，问年少长，勇惧之理，审于分部，知病本始，八正九候，诊必副矣。

征四失论篇第七十八

诊不知阴阳逆从之理，此治之一失矣。

① 终始：吴崑曰："谓今病及初病也。"

② 余绪：即末端。

③ 离绝菀结：指因亲人离去而思虑郁结。菀，通"郁"。

④ 令泽不息：津液不能再滋生之意。息，长也。

⑤ 故：即旧。

⑥ 雌雄表里：雌雄指筋脉阴阳言，盖阳经为雄行表、阴经为雌行里。

⑦ 各异品理：言贵贱贫富体质不同，则各异其证也。

受师不卒①，妄作杂术②，谬言为道，更名自功，妄用砭石，后遗身咎③，此治之二失也。

不适贫富贵贱之居，坐之薄厚④，形之寒温，不适饮食之宜，不别人之勇怯，不知比类，足以自乱，不足以自明，此治之三失也。

诊病不问其始，忧患饮食之失节，起居之过度，或伤于毒，不先言此，卒持寸口，何病能中，妄言作名，为粗所穷，此治之四失也。

灵 枢

九针十二原第一

刺之要，气至而有效，效之信，若风之吹云，明乎若见苍天，刺之道毕矣。

本输第二

肺合大肠，大肠者，传道之腑。心合小肠，

---

① 受师不卒：指学业不精。

② 妄作杂术：乱用杂术。马莳曰："不受师术之正，妄效杂术之邪。"

③ 咎：即过失。

④ 坐之薄厚：指居处环境的好坏。

小肠者，受盛之腑。肝合胆，胆者，中精之腑。脾合胃，胃者，五谷之腑。肾合膀胱，膀胱者，津液之腑也。少阴属肾，肾上连肺，故将两脏。三焦者，中渎之腑也，水道出焉，属膀胱，是孤之腑也。是六腑之所与合者。

邪气脏腑病形第四

黄帝曰：邪之中人脏奈何？岐伯曰：愁忧恐惧则伤心。形寒寒饮则伤肺，以其两寒相感，中外皆伤，故气逆而上行。有所堕坠，恶血留内，若有所大怒，气上而不下，积于胁下，则伤肝。有所击仆，若醉入房，汗出当风，则伤脾。有所用力举重，若入房过度，汗出浴水，则伤肾。

寿夭刚柔第六

人之生也，有刚有柔，有弱有强，有短有长，有阴有阳。

本神第八

天之在我者德①也，地之在我者气②也，德流

---

① 德：指自然规律。
② 气：指形成的物质。

气薄而生者也。

故生之来谓之精，两精①相搏谓之神，随神往来者谓之魂②，并精而出入者谓之魄③，所以任④物者谓之心，心有所忆谓之意⑤，意之所存谓之志⑥，因志而存变谓之思⑦，因思而远慕谓之虑⑧，因虑而处物谓之智⑨。

故智者之养生也，必顺四时而适寒暑，和喜怒而安居处，节阴阳而调刚柔，如是则僻邪不至，长生久视⑩。

是故怵惕思虑者则伤神，神伤则恐惧流淫⑪而不止。因悲哀动中者，竭绝而失生⑫。喜乐者，神

① 两精：指父母之精。
② 魂：精神活动的一种表现形式，属狭义之神的一种。
③ 魄：形体固有的感觉、运动及其本能行为，附形并精而存在。
④ 任：即担当之意。
⑤ 意：为新认识事物的第一步（记忆），由追忆而萌动的一个意念。
⑥ 志：意念确定，形成志向。
⑦ 思：志向确定，反复计度联系。
⑧ 虑：即深谋远虑之意。
⑨ 智：对事物作出最后判断并进行处理，称为智。
⑩ 长生久视：指寿命延长，不易衰老之意。
⑪ 淫：泛指精气。
⑫ 竭绝而失生：指内脏之气竭绝而丧失生命。

惮散①而不藏。愁忧者，气闭塞而不行。盛怒者，迷惑而不治。恐惧者，神荡惮而不收。

心，怵惕思虑则伤神，神伤则恐惧自失。破䐃②脱肉，毛悴色夭死于冬。脾，愁忧而不解则伤意，意伤则悗乱③，四肢不举，毛悴色夭死于春。肝，悲哀动中则伤魂，魂伤则狂忘不精④，不精则不正，当人阴缩而挛筋，两胁骨不举，毛悴色夭死于秋。肺，喜乐无极则伤魄，魄伤则狂，狂者意不存人⑤，皮革焦，毛悴色夭死于夏。肾，盛怒而不止则伤志，志伤则喜忘其前言，腰脊不可以俛仰屈伸，毛悴色夭死于季夏。恐惧而不解则伤精，精伤则骨酸痿厥，精时自下。

是故五脏主藏精者也，不可伤，伤则失守而阴虚；阴虚则无气，无气则死矣。是故用针者，察观病人之态，以知精、神、魂、魄之存亡得失之意，五者以伤⑥，针不可以治之也。

肝藏血，血舍魂，肝气虚则恐，实则怒。脾

56

①惮散：形容神气耗散。惮，惊畏。散，涣散。
②䐃：指脂肪。
③悗乱：悗，烦闷。乱，胸膈苦闷烦乱。
④精：即精明。
⑤意不存人：张介宾曰："意不存人者，旁若无人也。"
⑥五者以伤：《太素》作"五脏已伤"。

藏营，营舍意，脾气虚则四肢不用，五脏不安，实则腹胀，经溲不利①。心藏脉，脉舍神，心气虚则悲，实则笑不休。肺藏气，气舍魄，肺气虚则鼻塞不利，少气，实则喘喝，胸盈仰息②。肾藏精，精舍志，肾气虚则厥，实则胀，五脏不安。

经脉第十

雷公问于黄帝曰：《禁脉》之言，凡刺之理，经脉为始，营其所行，制其度量，内次③五脏，外别④六腑，愿尽闻其道。黄帝曰：人始生，先成精，精成而脑髓生，骨为干，脉为营，筋为刚，肉为墙，皮肤坚而毛发长，谷入于胃，脉道以通，血气乃行。

雷公曰：愿卒闻经脉之始生。黄帝曰：经脉者，所以能决死生，处百病，调虚实，不可不通。

肺手太阴之脉，起于中焦，下络大肠，还⑤循

---

① 经溲不利：指二便不利。经，即"泾"，指小便。前溲指小便，后溲指大便。

② 胸盈仰息：即喘促有声，胸部胀满，仰面呼吸。

③ 次：排列之意。

④ 别：区分之意。

⑤ 还：经脉去而复返曰还。

胃口，上膈属^①肺，从肺系^②横出腋下，下循臑内，行少阴、心主之前，下肘中，循臂^③内上骨下廉^④，入寸口，上鱼，循鱼际，出大指之端；其支者，从腕后直出次指内廉，出其端。

大肠手阳明之脉，起于大指次指之端，循指上廉，出合谷两骨之间，上入两筋之中，循臂上廉，入肘外廉，上臑外前廉，上肩，出髃骨^⑤之前廉，上出于柱骨之会上^⑥，下入缺盆，络肺，下膈属大肠；其支者，从缺盆上颈贯^⑦颊，入下齿中，还出挟^⑧口，交人中，左之右，右之左，上挟鼻孔。

胃足阳明之脉，起于鼻之交頞^⑨中，旁纳太阳之脉，下循鼻外，入上齿中，还出挟口环^⑩唇，下

---

① 属：凡经脉与本脏相连曰属。

② 肺系：与肺相连通的气管、喉咙等组织。

③ 臂：肩至肘的部位。

④ 廉：即边，侧。

⑤ 髃骨：指肩胛骨与锁骨相连接处，即肩髃穴。

⑥ 会上：即大椎穴处，诸阳经均会于大椎，故曰"会上"。

⑦ 贯：经脉从中间穿过曰贯。

⑧ 挟：并行于两侧曰挟。

⑨ 頞：指鼻根部，又称山根。

⑩ 环：经脉围绕其周围曰环。

交承浆，却①循颐②后下廉，出大迎，循颊车，上耳前，过客主人③，循发际，至额颅；其支者，从大迎前下人迎，循喉咙，入缺盆，下膈属胃络脾；其直者，从缺盆下乳内廉，下挟脐，入气街中；其支者，起于胃口，下循腹里，下至气街中而合，以下髀关④，抵伏兔⑤，下膝膑中，下循胫外廉，下足跗，入中指内间；其支者，下廉三寸而别，下入中指外间；其支者，别跗上，入大指间，出其端。

脾足太阴之脉，起于大指之端，循指内侧白肉际，过核骨⑥后，上内踝前廉，上踹内，循胫骨后，交出厥阴之前，上膝股内前廉，入腹属脾络胃，上膈挟咽，连舌本⑦，散舌下；其支者，复从胃别上膈，注心中。

心手少阴之脉，起于心中，出属心系⑧，下膈络小肠；其支者，从心系上挟咽，系目系；其直

---

① 却：经脉进而退转曰却。
② 颐：口角后，腮的下方。
③ 客主人：指耳前足少阳胆经上关穴。
④ 髀关：髀，大腿。髀关，在大腿前上方的横纹处。
⑤ 伏兔：大腿前外侧隆起之肌肉，其形有如兔伏。
⑥ 核骨：足大趾本节后内侧凸起的圆骨。
⑦ 舌本：指舌根。
⑧ 心系：指心与其他脏器联系的脉络组织。

者，复从心系却上肺，下出腋下，下循臑内后廉，行太阴、心主之后，下肘内，循臂内后廉，抵掌后锐骨①之端，入掌内后廉，循小指之内，出其端。

小肠手太阳之脉，起于小指之端，循手外侧上腕，出踝中，直上循臂骨下廉，出肘内侧两筋之间，上循臑外后廉，出肩解②，绕肩胛，交肩上，入缺盆络心，循咽下膈，抵胃属小肠；其支者，从缺盆循颈上颊，至目锐眦，却入耳中；其支者，别颊上𬇙③抵鼻，至目内眦，斜络于颧。

膀胱足太阳之脉，起于目内眦，上额交巅；其支者，从巅至耳上循④。其直者，从巅入络脑，还出别下项，循肩髆⑤内，挟脊，抵腰中，入循膂⑥，络肾属膀胱；其支者，从腰中下挟脊，贯臀入腘中；其支者，从髆内左右别下贯胛，挟脊内，过髀枢⑦，循髀外从后廉下合腘中，以下贯腨内，

① 锐骨：指掌后小指侧的高骨，其凹陷处为神门穴。
② 肩解：指肩臂两骨相连接之处。
③ 𬇙：指眼眶的下方，包括颧骨内连及上牙床的部位。
④ 循：《甲乙经》《太素》作"角"。
⑤ 肩髆：指肩胛骨。
⑥ 膂：张介宾曰："挟脊两旁之肉曰膂。"
⑦ 髀枢：指股骨大转子处，相当于环跳穴处。

出外踝之后，循京骨①，至小指外侧。

肾足少阴之脉，起于小指之下，邪②走足心，出于然谷之下，循内踝之后，别入跟中，以上踹内，出腘内廉，上股内后廉，贯脊，属肾络膀胱；其直者，从肾上贯肝膈，入肺中，循喉咙，挟舌本；其支者，从肺出络心，注胸中。

心主手厥阴心包络之脉，起于胸中，出属心包络，下膈，历络三焦③；其支者，循胸出胁，下腋三寸，上抵腋，下循臑内，行太阴、少阴之间，入肘中，下臂，行两筋之间，入掌中，循中指出其端；其支者，别掌中，循小指次指出其端。

三焦手少阳之脉，起于小指次指之端，上出两指之间，循手表腕④，出臂外两骨之间，上贯肘，循臑外上肩而交出足少阳之后，入缺盆布膻中，散落⑤心包，下膈循属三焦；其支者，从膻中上出缺盆，上项系耳后，直上出耳上角，以屈下颊至䪼；其支者，从耳后入耳中，出走耳前，过客主人前，

---

① 京骨：指足小趾本节后大骨。

② 邪：通"斜"。

③ 历络三焦：即自胸至腹，依次联络上中下三焦。历，顺次经过。

④ 手表腕：指手背腕部关节处。

⑤ 落：《甲乙经》《太素》作"络"字。

交颊，至目锐眦。

　　胆足少阳之脉，起于目锐眦，上抵头角，下耳后，循颈行手少阳之前，至肩上，却交出手少阳之后，入缺盆；其支者，从耳后入耳中，出走耳前，至目锐眦后；其支者，别锐眦，下大迎，合于手少阳，抵于𩑬，下加颊车，下颈合缺盆，以下胸中，贯膈络肝属胆，循胁里，出气街，绕毛际，横入髀厌[1]中；其直者，从缺盆下腋，循胸过季胁[2]，下合髀厌中，以下循髀阳[3]，出膝外廉，下外辅骨[4]之前，直下抵绝骨之端，下出外踝之前，循足跗上，入小指次指之间；其支者，别跗上，入大指之间，循大指歧骨[5]内，出其端，还贯爪甲，出三毛[6]。

　　肝足厥阴之脉，起于大指丛毛之际，上循足跗上廉，去内踝一寸，上踝八寸，交出太阴之后，上腘内廉，循股阴[7]入毛中，过阴器，抵小腹，挟

◎ 中医经典条文速查速记

------

① 髀厌：即髀枢，环跳穴处。

② 季胁：腋下为胁，胁下第十一肋骨处为季胁。

③ 髀阳：指大腿外侧。

④ 外辅骨：即腓骨。

⑤ 歧骨：指足大趾和次趾本节后的骨缝。

⑥ 三毛：指足大趾爪甲丛毛处。

⑦ 股阴：指大腿内侧。

胃属肝络胆，上贯膈，布胁肋，循喉咙之后，上入颃颡①，连目系，上出额，与督脉会于巅；其支者，从目系下颊里，环唇内；其支者，复从肝别贯膈，上注肺。是动则病，腰痛不可以俛仰，丈夫㿉疝，妇人少腹肿，甚则嗌干，面尘脱色。是肝所生病者，胸满，呕逆，飧泄，狐疝②，遗溺，闭癃。

经脉十二者，伏行分肉之间，深而不见；其常见者，足太阴过于外踝之上，无所隐故也。诸脉之浮而常见者，皆络脉也。六经络③，手阳明少阳之大络，起于五指间，上合肘中。饮酒者，卫气先行皮肤，先充络脉，络脉先盛。故卫气已平，营气乃满④，而经脉大盛。脉之卒然动者，皆邪气居之，留于本末，不动则热，不坚则陷且空，不与众同，是以知其何脉之动也。雷公曰：何以知经脉之与络脉异也？黄帝曰：经脉者，常不可见也，其虚实也，以气口知之。脉之见者，皆络脉也。

---

① 颃颡：杨上善曰："喉咙上孔名颃颡。"

② 狐疝：疝气之一，发作时腹股沟肿块时上时下，时大时小，像狐之出入无常。

③ 六经络：指手足六经的络脉。

④ 卫气已平，营气乃满：即卫气先充实于皮肤络脉处，营气则随之而充满。

营卫生会第十八

人受气于谷，谷入于胃，以传与肺，五脏六腑，皆以受气，其清者为营，浊者为卫，营在脉中，卫在脉外，营周不休，五十而复大会[1]，阴阳相贯，如环无端。卫气行于阴二十五度，行于阳二十五度，分为昼夜，故气至阳而起[2]，至阴而止[3]。

故曰：日中而阳陇[4]为重阳，夜半而阴陇为重阴。故太阴主内，太阳主外，各行二十五度，分为昼夜。夜半为阴陇，夜半后而为阴衰，平旦阴尽而阳受气矣。日中而阳陇，日西而阳衰，日入阳尽而阴受气矣。夜半而大会，万民皆卧，命曰合阴[5]，平旦阴尽而阳受气，如是无已，与天地同纪。

壮者之气血盛，其肌肉滑，气道通，荣卫之行，不失其常，故昼精而夜瞑。老者之气血衰，其肌肉枯，气道涩，五脏之气相搏，其营气衰少而卫

中医经典条文速查速记

---

① 五十而复大会：指营卫之气昼夜各在人身（经脉）循行五十周次汇合。

② 起：指醒来。

③ 止：即睡眠。

④ 陇：通"隆"，满盛之意。

⑤ 合阴：夜半子时阴气最盛，营卫二气会合于阴分，故曰合阴。

气内伐，故昼不精，夜不瞑。

黄帝曰：愿闻中焦之所出。岐伯答曰：中焦亦并胃中，出上焦之后[1]，此所受气者，泌糟粕，蒸津液，化其精微，上注于肺脉乃化而为血，以奉生身，莫贵于此，故独得行于经隧，命曰营气。

黄帝曰：夫血之与气，异名同类。何谓也？岐伯答曰：营卫者，精气也，血者，神气也，故血之与气，异名同类焉。故夺血者无汗，夺汗者无血，故人生有两[2]死，而无两生。

上焦如雾，中焦如沤，下焦如渎，此之谓也。

热病第二十三

热病已得汗而脉尚躁盛，此阴脉之极也，死；其得汗而脉静者，生。热病者脉尚盛躁而不得汗者，此阳脉之极也，死；脉盛躁得汗静者，生。

厥病第二十四

真头痛，头痛甚，脑尽痛，手足寒至节，死不治。

---

① 后：即下。

② 两：指夺血、夺汗两者而言。

真心痛，手足青至节，心痛甚，旦发夕死，夕发旦死。心痛不可刺者，中有盛①聚，不可取于腧。

口问第二十八

邪之所在，皆为不足。故上气不足，脑为之不满，耳为之苦鸣，头为之苦倾，目为之眩；中气不足，溲便为之变，肠为之苦鸣；下气不足，则乃为痿厥心悗②。

决气第三十

黄帝曰：余闻人有精、气、津、液、血、脉，余意以为一气耳，今乃辨为六名，余不知其所以然。岐伯曰：两神相搏③，合而成形，常先身生④，是谓精。何谓气？岐伯曰：上焦开发，宣五谷味⑤，熏肤充身泽毛，若雾露之溉，是谓气。何谓

中医经典条文速查速记

————————————

① 盛：泛指实证。

② 心悗：即心闷。

③ 两神相搏：男女两性交媾。两神，指男女两性。

④ 常先身生：张介宾曰："凡阴阳合而万形成，无不先从精始，故曰常先身生是谓精。"

⑤ 五谷味：指水谷五味之精微。

津？岐伯曰：腠理发泄，汗出溱溱①，是谓津。何谓液？岐伯曰：谷入气满，淖泽②注于骨，骨属屈伸，泄泽③补益脑髓，皮肤润泽，是谓液。何谓血？岐伯曰：中焦受气取汁，变化而赤，是谓血。何谓脉？岐伯曰：壅遏④营气，令无所避，是谓脉。

黄帝曰：六气者，有余不足，气之多少，脑髓之虚实，血脉之清浊，何以知之？岐伯曰：精脱者，耳聋；气脱者，目不明；津脱者，腠理开，汗大泄；液脱者，骨属屈伸不利，色夭，脑髓消，胫酸，耳数鸣；血脱者，色白，夭然不泽，其脉空虚，此其候也。

黄帝曰：六气者，贵贱⑤何如？岐伯曰：六气者，各有部主也⑥，其贵贱善恶，可为常主，然五谷与胃为大海也。

---

① 汗出溱溱（zhēn）：形容汗多。
② 淖泽：指水谷精微中滑腻而浓稠的部分。淖，本义指泥，在此引申为浓稠的精微物质。泽，濡润。
③ 泄泽：渗出的汁液具有润泽的作用。
④ 壅遏：即约束，控制之意。
⑤ 贵贱：主要和次要之意。
⑥ 各有部主也：指六气各有所主之脏腑。

阴阳系日月第四十一

且夫阴阳者，有名而无形①。

顺气一日分为四时第四十四

夫百病之所始生者，必起于燥湿寒暑风雨，阴阳喜怒，饮食居处，气合而有形，得脏而有名②。

夫百病者，多以旦慧昼安，夕加夜甚，何也？岐伯曰：四时之气使然。黄帝曰：愿闻四时之气。岐伯曰：春生夏长，秋收冬藏，是气之常也，人亦应之，以一日分为四时，朝则为春，日中为夏，日入为秋，夜半为冬。朝则人气始生，病气衰，故旦慧；日中人气长，长则胜邪，故安；夕则人气始衰，邪气始生，故加；夜半人气入藏，邪气独居于身，故甚也。

黄帝曰：有时有反③者何也？岐伯曰：是不

中医经典条文远查速记

---

① 且夫阴阳者，有名而无形：指阴阳是对事物或现象属性的高度概括，并不指代某种具体的有形之物。

② 气合而有形，得脏而有名：马蒔曰："邪气相合于脏而病形成，得其分脏而病名别。"

③ 反：指有些疾病轻重变化与前不同。张介宾曰："反，谓不应前说也。"

应四时之气，脏独主其病者①，是必以脏气之所不胜时者甚②，以其所胜时者起也③。黄帝曰：治之奈何？岐伯曰：顺天之时，而病可与期。顺者为工，逆者为粗。

本脏第四十七

人之血气精神者，所以奉④生而周⑤于性命者也；经脉者，所以行血气而营阴阳⑥，濡筋骨，利关节者也；卫气者，所以温分肉，充皮肤，肥腠理，司开阖者也；志意者，所以御精神，收魂魄，适寒温，和喜怒者也。是故血和则经脉流行，营复阴阳，筋骨劲强，关节清利矣；卫气和则分肉解利，皮肤调柔，腠理致密矣；志意和则精神专直，魂魄不散，悔怒不起，五脏不受邪矣；寒温和则六

---

① 脏独主其病者：脏腑本身的病变对病情的变化起主要作用，而时气的影响表现不明显。

② 以其脏气之所不胜时者甚：受病的脏腑被时日的五行所克，病情加重。

③ 以其所胜时者起也：指受病脏腑克制所逢时日，疾病则趋向减轻。

④ 奉：即养也。

⑤ 周：周全、保全之意。

⑥ 营阴阳：营运气血于三阴三阳之经。

腑化谷，风痹不作①，经脉通利，肢节得安矣，此人之常平也。五脏者，所以藏精神血气魂魄者也；六腑者，所以化水谷而行津液者也。

五色第四十九

沉浊为内②，浮泽③为外，黄赤为风，青黑为痛，白为寒，黄而膏润为脓，赤甚者为血，痛甚为挛，寒甚为皮不仁。五色各见其部，察其浮沉，以知浅深；察其泽夭，以观成败；察其散抟④，以知远近；视色上下⑤，以知病处；积神于心，以知往今。

天年第五十四

以母为基⑥，以父为楯⑦，失神者死，得神者生也。

① 风痹不作：指人体外不受风邪之犯，内无气血闭阻。痹，气血闭阻不通。

② 沉浊为内：即面色沉浊晦暗，主病在脏在里。

③ 浮泽：即面色浮浅有光泽。

④ 抟（tuán）：通"团"，与散相对而言，指色结聚不散。

⑤ 上下：指病色出现的部位。

⑥ 基：即基础。

⑦ 楯：护卫之意。

血气已和，荣卫已通，五脏已成，神气舍心，魂魄毕具，乃成为人。

水胀第五十七

黄帝问于岐伯曰：水①与肤胀、鼓胀、肠覃、石瘕、石水，何以别之？岐伯曰：水始起也，目窠②上微肿，如新卧起之状，其颈脉动③，时咳，阴股④间寒，足胫肿，腹乃大，其水已成矣。以手按其腹，随手而起，如裹水之状，此其候也。

黄帝曰：肤胀何以候之？岐伯曰：肤胀者，寒气客于皮肤之间，空空然不坚，腹大，身尽肿，皮厚，按其腹，窅⑤而不起，腹色不变，此其候也。

鼓胀何如？岐伯曰：腹胀身皆大，大与肤胀等也，色苍黄，腹筋起⑥，此其候也。

肠覃何如？岐伯曰：寒气客于肠外，与卫气

---

① 水：指水胀病，即水肿。

② 目窠（kē）：即眼睑。

③ 颈脉动：指足阳明胃经人迎脉搏动明显。

④ 阴股：指大腿内侧。

⑤ 窅（yǎo）：即深陷之意。

⑥ 腹筋起：指腹壁青筋脉络显露。筋，《太素》作"脉"。

相搏，气不得荣，因有所系，癖而内着①，恶气②乃起，瘜肉③乃生。其始生也，大如鸡卵，稍以益大，至其成，如怀子之状，久者离岁④，按之则坚，推之则移，月事以时下，此其候也。

石瘕⑤何如？岐伯曰：石瘕生于胞中，寒气客于子门⑥，子门闭塞，气不得通，恶血当泻不泻，衃以留止，日以益大，状如怀子，月事不以时下，皆生于女子，可导而下⑦。

阴阳二十五人第六十四

天地之间，六合之内，不离于五，人亦应之。

百病始生第六十六

黄帝问于岐伯曰：夫百病之始生也，皆生于

---

① 癖而内着：指寒邪聚积停留体内。癖，积也。着，留也。

② 恶气：即病气。

③ 瘜肉：即寄生的恶肉。

④ 离岁：超过一年。

⑤ 石瘕（jiǎ）：指妇女经期，寒气入侵，恶血停积而成的肿块，质硬如石，故名石瘕。

⑥ 子门：即子宫口。

⑦ 可导而下：指用破血逐瘀的方法治疗。导，疏导、通导。

风雨寒暑，清湿①喜怒。喜怒不节则伤脏，风雨则伤上，清湿则伤下。三部之气，所伤异类，愿闻其会②。岐伯曰：三部之气各不同，或起于阴，或起于阳，请言其方。喜怒不节则伤脏，脏伤则病起于阴也；清湿袭虚③，则病起于下；风雨袭虚，则病起于上，是谓三部。至于其淫泆④，不可胜数。

　　风雨寒热⑤，不得虚⑥，邪不能独伤人。卒然逢疾风暴雨而不病者，盖无虚，故邪不能独伤人，此必因虚邪之风⑦，与其身形，两虚⑧相得，乃客⑨其形，两实⑩相逢，众人肉坚⑪。其中于虚邪也，因于天时，与其身形，参以虚实⑫，大病乃成。气有定

---

① 清湿：指寒湿之邪。清，通"清"，冷、凉之意。

② 会：要领、要点。

③ 袭虚：外邪乘正气虚而侵袭人体。

④ 淫泆（yì）：指蔓延扩散。

⑤ 风雨寒热：泛指外感六淫病邪。

⑥ 虚：指人体正气虚弱。

⑦ 虚邪之风：即指气候异常，又称虚邪贼风，为一切外来致病因素的统称。

⑧ 两虚：即人体的正虚和自然界的虚邪。

⑨ 客：即侵入之意。

⑩ 两实：指人体的正气充足和自然界的正常气候。

⑪ 肉坚：即肌肉壮实，此指健康无病。

⑫ 参以虚实：杨上善曰："参，合也，虚者，形虚也；实者，邪气盛实也。"

舍①，因处为名，上下中外，分为三员②。

黄帝曰：其生于阴者奈何？岐伯曰：忧思伤心；重寒伤肺；忿怒伤肝；醉以入房，汗出当风伤脾；用力过度，若入房汗出浴则伤肾。此内外三部之所生病者也。

邪客第七十一

黄帝问于伯高曰：夫邪气之客人也，或令人目不暝，不卧出者，何气使然？伯高曰：五谷入于胃也，其糟粕、津液、宗气，分为三隧③。故宗气积于胸中，出于喉咙，以贯心脉，而行呼吸焉。营气者，泌其津液，注之于脉，化以为血，以荣四末，内注五脏六腑，以应刻数④焉。卫气者，出其悍气之慓疾，而先行于四末分肉皮肤之间，而不休者也，昼日行于阳，夜行于阴，常从足少阴之分⑤

74

---

① 舍：邪气侵害的部位。

② 三员：即前述三部。

③ 三隧：指上焦、中焦和下焦。

④ 以应刻数：古代用铜壶滴漏法计时，一昼一夜为一百刻。营气一昼夜运行人身五十周，每周用时两刻，共一百刻，故谓"以应刻数"。

⑤ 足少阴之分：指足少阴肾经和足太阳膀胱经的交接处。

间，行于五脏六腑。今厥气客于五脏六腑，则卫气独卫其外，行于阳，不得入于阴。行于阳则阳气盛，阳气盛则阳跷陷，不得入于阴，阴虚，故目不瞑。

黄帝曰：善。治之奈何？伯高曰：补其不足，泻其有余，调其虚实，以通其道而去其邪。饮以半夏汤一剂，阴阳已通，其卧立至。黄帝曰：善。此所谓决渎壅塞，经络大通，阴阳和得者也。愿闻其方。伯高曰：其汤方以流水千里以外者八升，扬之万遍，取其清五升，煮之，炊以苇薪火，沸，置秫米一升，治半夏五合，徐炊，令竭为一升半，去其滓，饮汁一小杯，日三稍益，以知为度。故其病新发者，覆杯则卧，汗出则已矣。久者，三饮而已也。

通天第七十二

有太阴之人，少阴之人，太阳之人，少阳之人，阴阳和平之人，凡五人者，其态不同，其筋骨气血各不等①。

----

① 不等：即不同、差异之意。

刺节真邪第七十五

真气①者，所受于天，与谷气并而充身也。

九宫八风第七十七

谨候虚风而避之，故圣人曰避虚邪之道，如避矢石然，邪弗能害，此之谓也。

大惑论第八十

五脏六腑之精气，皆上注于目而为之精。精之窠为眼，骨之精为瞳子，筋之精为黑眼，血之精为络，其窠气之精为白眼，肌肉之精为约束，裹撷筋骨血气之精而与脉并为系，上属于脑，后出于项中。

中医经典条文

速查速记

---

① 真气：指先天的真元之气。

伤寒论

辨太阳病脉证并治上

太阳之为病，脉浮，头项强①痛而恶寒。（1）

太阳病，发热，汗出，恶风，脉缓者，名为中风②。（2）

太阳病，或已发热，或未发热，必恶寒，体痛，呕逆，脉阴阳俱紧③者，名为伤寒。（3）

伤寒一日，太阳受之，脉若静者，为不传，颇欲吐，若躁烦，脉数急者，为传也。（4）

伤寒二三日，阳明、少阳证不见者，为不传也。（5）

太阳病，发热而渴，不恶寒者，为温病④。（6）

---

① 强（jiāng）：通"僵"，不柔和，有拘谨感之意。

② 中风：外感风邪所引起的一种表证，与内伤杂病的中风病不同。

③ 阴阳俱紧：阴阳指部位，即寸、尺部脉，阴阳俱紧指寸、尺两部脉均见紧象。

④ 温病：外感病的一种，由温热病邪所致，属广义伤寒的范畴。

若发汗已，身灼热者，名风温①。风温为病，脉阴阳俱浮，自汗出，身重，多眠睡，鼻息必鼾，语言难出。若被下者，小便不利，直视失溲②；若被火③者，微发黄色，剧则如惊痫④，时瘛疭⑤。若火熏之，一逆⑥尚引日，再逆促命期。（6）

病有发热恶寒者，发于阳也；无热恶寒者，发于阴也。（7）

风家⑦，表解而不了了⑧者，十二日愈。（10）

病人身大热，反欲得近衣者，热在皮肤，寒在骨髓也；身大寒，反不欲近衣者，寒在皮肤，热在骨髓也。（11）

太阳中风，阳浮而阴弱⑨，阳浮者，热自发；

---

① 风温：指温病误用辛温发汗治疗后的一种变证，与后世温病中的"风温"不同。

② 失溲：指二便失禁。

③ 被火：火，指灸、熏、熨、温针等治法。被火，指误用火法治疗。

④ 惊痫：指无意识地抽搐抖动。

⑤ 时瘛疭：瘛，指收缩；疭，松弛之意。时瘛疭，指阵发性手足抽搐。

⑥ 逆：误治。

⑦ 风家：感受风邪的患者，此处指患太阳病的人。

⑧ 不了了：指病未彻底痊愈，身体尚有轻微不适。

⑨ 阳浮而阴弱：此以脉象示病机。脉轻取见浮，故称"阳浮"，示卫气浮盛于外；沉取见弱，故称"阴弱"，示营阴不足于内。

阴弱者，汗自出，啬啬①恶寒，淅淅②恶风，翕翕③发热，鼻鸣干呕者，桂枝汤主之。（12）

太阳病，头痛，发热，汗出，恶风，桂枝汤主之。（13）

桂枝汤方

桂枝三两，去皮　芍药三两　甘草二两，炙　生姜三两，切　大枣十二枚，擘④

上五味，㕮咀⑤三味。以水七升，微火煮取三升，去滓，适寒温，服一升。服已须臾⑥，啜⑦热稀粥一升余，以助药力。温覆⑧令一时许，遍身漐漐⑨微似有汗者益佳，不可令如水流漓，病必不除。若一服汗出病差，停后服，不必尽剂。若不

---

① 啬啬（sè）恶寒：啬啬，畏缩怕冷之状。形容恶寒的严重程度。

② 淅淅（xī）恶风：淅淅，如冷水淋身，不禁其寒。形容阵阵恶风之深切。

③ 翕翕（xī）发热：翕，温和之意。形容如羽毛覆盖样的温和发热。

④ 擘（bāi）：通掰，用手把东西分开。

⑤ 㕮咀（fǔ jǔ）：将药物破碎成小块。

⑥ 须臾：很短的时间。

⑦ 啜（chuò）：原意是尝、饮、喝，此处指大口喝。

⑧ 温覆：加盖衣被，取暖以助发汗。

⑨ 漐漐（zhé）：形容微微汗出潮润之状。

汗，更服依前法。又不汗，后服小促其间①，半日许，令三服尽。若病重者，一日一夜服，周时②观之。服一剂尽，病证犹在者，更作服。若汗不出者，乃服至二三剂。禁生冷、黏滑、肉面、五辛③、酒酪、臭恶等物。

太阳病，项背强几几④，反汗出恶风者，桂枝加葛根汤主之。（14）

桂枝加葛根汤方

葛根四两　麻黄三两，去节　芍药二两　生姜三两，切　甘草二两，炙　大枣十二枚，擘　桂枝二两，去皮

上七味，以水一斗，先煮麻黄、葛根，减二升，去上沫，内诸药，煮取三升，去滓。温服一升。覆取微似汗，不须啜粥，余如桂枝法将息及禁忌。

太阳病，下之后，其气上冲者，可与桂枝汤，方用前法，若不上冲者，不得与之。（15）

---

① 小促其间：略微缩短服药间隔时间。

② 周时：一昼夜，即24小时。

③ 五辛：《本草纲目》以小蒜、大蒜、韭、芸苔、胡荽为五辛。此泛指有香辛走窜刺激性气味的食物。

④ 项背强几几：强，南阳方言，有拘紧、固缩之意。几，亦有读作殊（shū）者。项背强几几，形容项背拘紧不适，转动俯仰不利之状。

太阳病三日，已发汗，若吐、若下、若温针，仍不解者，此为坏病，桂枝不中与之也。观其脉证，知犯何逆，随证治之。桂枝本为解肌，若其人脉浮紧，发热汗不出者，不可与之也。常须识此，勿令误也。（16）

若酒客病，不可与桂枝汤，得之则呕，以酒客不喜甘故也。（17）

喘家①，作桂枝汤，加厚朴、杏子佳。（18）

凡服桂枝汤吐者，其后必吐脓血也。（19）

太阳病，发汗，遂漏不止②，其人恶风，小便难，四肢微急③，难以屈伸者，桂枝加附子汤主之。（20）

桂枝加附子汤方

桂枝三两，去皮　芍药三两　甘草三两，炙　生姜三两，切　大枣十二枚，擘　附子一枚，炮，去皮，破八片

上六味，以水七升，煮取三升，去滓。温服一升。本云桂枝汤，今加附子。将息如前法。

---

① 喘家：素患喘疾的人。

② 遂漏不止：遂，因而，于是。漏，渗泄。全句是指不间断地小量汗出。

③ 微急：轻度拘急。

太阳病，下之后，脉促①胸满者，桂枝去芍药汤主之。（21）

若微寒②者，桂枝去芍药加附子汤主之。（22）

桂枝去芍药汤方

桂枝三两，去皮　甘草二两，炙　生姜三两，切　大枣十二枚，擘

上四味，以水七升，煮取三升，去滓。温服一升。本云桂枝汤，今去芍药。将息如前法。

桂枝去芍药加附子汤方

桂枝三两，去皮　甘草二两，炙　生姜三两，切　大枣十二枚，擘　附子一枚，炮，去皮，破八片

上五味，以水七升，煮取三升，去滓，温服一升。本云桂枝汤，今去芍药加附子。将息如前法。

太阳病，得之八九日，如疟状③，发热恶寒，热多寒少，其人不呕，清便欲自可④，一日二三度发。脉微缓者，为欲愈也；脉微而恶寒者，此阴阳

① 脉促：此处指脉来急促，非数而中止之谓。

② 微寒：此处应为脉微而恶寒。

③ 如疟状：指发热恶寒呈阵发性，发无定时，似疟非疟。

④ 清便欲自可：清，通"圊"，厕所之古名，此处作动词用。欲，同尚字。自可，如常之意。清便欲自可，指大小便尚属正常。

俱虚①，不可更发汗、更下、更吐也；面色反有热色②者，未欲解也，以其不能得小汗出，身必痒，宜桂枝麻黄各半汤。（23）

桂枝麻黄各半汤方

桂枝一两十六铢，去皮　芍药　生姜切　甘草炙　麻黄各一两，去节　大枣四枚，擘　杏仁二十四枚，汤浸，去皮尖及两仁者

上七味，以水五升，先煮麻黄一二沸，去上沫，内诸药，煮取一升八合，去滓。温服六合。本云桂枝汤三合，麻黄汤三合，并为六合，顿服。将息如上法。

太阳病，初服桂枝汤，反烦不解者，先刺风池、风府，却与桂枝汤则愈。（24）

服桂枝汤，大汗出，脉洪大者，与桂枝汤如前法；若形似疟，一日再发者，汗出必解，宜桂枝二麻黄一汤。（25）

服桂枝汤，大汗出后，大烦渴不解，脉洪大者，白虎加人参汤主之。（26）

太阳病，发热恶寒，热多寒少。脉微弱者，

---

① 阴阳俱虚：此处阴阳，指表里而言。阴阳俱虚，即表里皆虚。
② 热色：即发热时的红色。

此无阳也，不可发汗。宜桂枝二越婢一汤。（27）

服桂枝汤，或下之，仍头项强痛，翕翕发热，无汗，心下满微痛，小便不利者，桂枝去桂加茯苓白术汤主之。（28）

伤寒脉浮，自汗出，小便数，心烦，微恶寒，脚挛急①，反与桂枝欲攻其表，此误也。得之便厥，咽中干，烦躁，吐逆者，作甘草干姜汤与之，以复其阳。若厥②愈足温者，更作芍药甘草汤与之，其脚即伸。若胃气不和，谵语③者，少与调胃承气汤。若重发汗，复加烧针者，四逆汤主之。（29）

甘草干姜汤方

甘草四两，炙　干姜二两

上二味，以水三升，煮取一升五合，去滓。分温再服。

芍药甘草汤方

白芍药　甘草各四两，炙

上二味，以水三升，煮取一升五合，去滓。分温再服。

◎
中医经典条文
远查远记

---

① 脚挛急：小腿拘挛抽筋。

② 厥：此指手足逆冷，又称厥逆。

③ 谵语：神志不清，胡言乱语，多声音高亢。

调胃承气汤方

大黄四两，去皮，清酒洗　甘草二两，炙　芒硝半升

上三味，以水三升，煮取一升，去滓，内芒硝，更上火微煮令沸。少少温服之。

四逆汤方

甘草二两，炙　干姜一两半　附子一枚，生用，去皮，破八片

上三味，以水三升，煮取一升二合，去滓。分温再服。强人可大附子一枚，干姜三两。

辨太阳病脉证并治中

太阳病，项背强几几，无汗，恶风，葛根汤主之。（31）

太阳与阳明合病者，必自下利①，葛根汤主之。（32）

太阳与阳明合病，不下利，但呕者，葛根加半夏汤主之。（33）

葛根汤方

葛根四两　麻黄三两，去节　桂枝二两，去皮　生

------

① 必自下利：必，假设连词，作"如果"解。自下利，非经误治而自然发生的下利。

姜三两，切　甘草二两，炙　芍药二两　大枣十二枚，擘

上七味，以水一斗，先煮麻黄、葛根，减二升，去白沫，内诸药，煮取三升，去滓。

温服一升。覆取微似汗，余如桂枝法将息①及禁忌。诸汤皆仿此。

太阳病，桂枝证，医反下之，利遂不止，脉促者，表未解也；喘而汗出者，葛根黄芩黄连汤主之。（34）

葛根黄芩黄连汤方

葛根半斤　甘草二两，炙　黄芩三两　黄连三两

上四味，以水八升，先煮葛根，减二升，内诸药，煮取二升，去滓。分温再服。

太阳病，头痛发热，身疼腰痛，骨节疼痛，恶风无汗而喘者，麻黄汤主之。（35）

麻黄汤方

麻黄三两，去节　桂枝二两，去皮　甘草一两，炙　杏仁七十个，去皮尖

上四味，以水九升，先煮麻黄，减二升，去上沫，内诸药，煮取二升半，去滓。温服八合。覆取微似汗，不须啜粥，余如桂枝法将息。

---

① 将息：调理休息，即服药后护理之法。

太阳与阳明合病，喘而胸满者，不可下，宜麻黄汤。（36）

太阳病，十日以去，脉浮细而嗜卧者，外已解也。设胸满胁痛者，与小柴胡汤。脉但浮者，与麻黄汤。（37）

太阳中风，脉浮紧，发热恶寒，身疼痛，不汗出而烦躁者，大青龙汤主之。若脉微弱，汗出恶风者，不可服之。服之则厥逆①，筋惕肉瞤②，此为逆也。（38）

伤寒脉浮缓，身不疼但重，乍有轻时，无少阴证者，大青龙汤发之。（39）

大青龙汤方

麻黄六两，去节　桂枝二两，去皮　甘草二两，炙　杏仁四十枚，去皮尖　生姜三两，切　大枣十枚，擘　石膏如鸡子大，碎

上七味，以水九升，先煮麻黄，减二升，去上沫，内诸药，煮取三升，去滓。温服一升，取微似汗。汗出多者，温粉粉之。一服汗者，停后服。若复服，汗多亡阳遂一作逆虚，恶风烦躁，不

---

① 厥逆：手足冷。

② 筋惕（tì）肉瞤（shùn）：惕、瞤义近，皆指抽动。即筋肉不自主的跳动。

得眠也。

伤寒表不解，心下有水气①，干呕，发热而咳，或渴，或利，或噎②，或小便不利、少腹满，或喘者，小青龙汤主之。（40）

小青龙汤方

麻黄去节　芍药　细辛　干姜　甘草炙　桂枝各三两，去皮　五味子半升　半夏半升，洗

上八味，以水一斗，先煮麻黄，减二升，去上沫，内诸药，煮取三升，去滓。温服一升。若渴，去半夏，加栝楼根三两；若微利，去麻黄，加荛花，如一鸡子，熬令赤色；若噎者，去麻黄，加附子一枚，炮；若小便不利，少腹满者，去麻黄，加茯苓四两；若喘，去麻黄，加杏仁半升，去皮尖。且荛花不治利，麻黄主喘，今此语反之，疑非仲景意。

伤寒，心下有水气，咳而微喘，发热不渴。服汤已渴者，此寒去欲解也。小青龙汤主之。（41）

太阳病，外证未解，脉浮弱者，当以汗解，宜桂枝汤。（42）

太阳病，下之微喘者，表未解故也，桂枝加

中医经典条文速查速记

————————————

①心下有水气：心下，即胃脘部。水气，即水饮之邪。
②噎（yē）：指咽喉部有气逆梗阻感。

厚朴杏子汤主之。(43)

桂枝加厚朴杏子汤方

桂枝三两，去皮　甘草二两，炙　生姜三两，切　芍药三两　大枣十二枚，擘　厚朴二两，炙，去皮　杏仁五十枚，去皮尖

上七味，以水七升，微火煮取三升，去滓。温服一升，覆取微似汗。

太阳病，脉浮紧，无汗，发热，身疼痛，八九日不解，表证仍在，此当发其汗。服药已微除，其人发烦，目瞑[1]，剧者必衄[2]，衄乃解。所以然者，阳气重[3]故也。麻黄汤主之。(46)

太阳病，脉浮紧，发热，身无汗，自衄者，愈。(47)

二阳并病[4]，太阳初得病时，发其汗，汗先出不彻，因转属阳明，续自微汗出，不恶寒。若太阳病证不罢者，不可下，下之为逆，如此可小发汗。

---

① 目瞑：目视不明，视物昏花。《集韵》："瞑，目不明也。"此处指闭目懒睁，有畏光感。

② 衄：此处指鼻出血。

③ 阳气重：受外邪束缚，阳气郁闭较重。

④ 二阳并病：太阳病证未罢，又出现阳明病证候。

设面色缘缘正赤①者，阳气怫郁②在表，当解之熏之③。若发汗不彻，不足言④，阳气怫郁不得越，当汗不汗，其人躁烦，不知痛处，乍⑤在腹中，乍在四肢，按之不可得，其人短气，但坐⑥以汗出不彻故也，更发汗则愈。何以知汗出不彻？以脉涩故知也。（48）

脉浮数者，法当汗出而愈。若下之，身重，心悸者，不可发汗，当自汗出乃解。所以然者，尺中脉微，此里虚，须表里实，津液自和，便自汗出愈。（49）

脉浮紧者，法当身疼痛，宜以汗解之。假令尺中迟者，不可发汗。何以知然？以荣气不足，血少故也。（50）

病常自汗出者，此为荣气和。荣气和者，外不谐，以卫气不共荣气谐和故尔。以荣行脉中，卫

① 面色缘缘正赤：缘缘，持续不断之意。正赤，大红色。即满面持续发红。
② 阳气怫郁：阳气，指卫阳之气。怫，郁也。怫郁，双声同义，郁滞、郁遏之意。阳气怫郁，指阳气为外邪所郁遏。
③ 解之熏之：发汗解表合以药物熏蒸取汗。
④ 不足言：不足以言，不值得一提。
⑤ 乍：有时，一会儿。
⑥ 但坐：坐，指责，归咎。但坐，只是归咎。

行脉外，复发其汗，荣卫和则愈，宜桂枝汤。（53）

病人脏无他病，时发热，自汗出而不愈者，此为卫气不和也。先其时发汗则愈，宜桂枝汤。（54）

伤寒，不大便六七日，头痛有热者，与承气汤，其小便清者，知不在里，仍在表也，当须发汗。若头痛者，必衄，宜桂枝汤。（56）

凡病，若发汗，若吐，若下，若亡血、亡津液，阴阳自和者，必自愈。（58）

大下之后，复发汗，小便不利者，亡津液故也。勿治之，得小便利，必自愈。（59）

下之后，复发汗，昼日烦躁不得眠，夜而安静，不呕，不渴，无表证，脉沉微，身无大热者，干姜附子汤主之。（61）

干姜附子汤方

干姜一两　附子一枚，生用，去皮，切八片

上二味，以水三升，煮取一升，去滓。顿服。

发汗后，身疼痛，脉沉迟者，桂枝加芍药生姜各一两人参三两新加汤主之。（62）

桂枝加芍药生姜各一两人参三两新加汤方

桂枝三两，去皮　芍药四两　甘草二两，炙　人参三两　大枣十二枚，擘　生姜四两上六味，以水一斗二升，煮取三升，去滓。温服一升。本云桂枝汤，今加芍药、生姜、人参。

发汗后，不可更行桂枝汤，汗出而喘，无大热者，可与麻黄杏仁甘草石膏汤。（63）

麻黄杏仁甘草石膏汤方

麻黄四两，去节　杏仁五十个，去皮尖　甘草二两，炙　石膏半斤，碎，绵裹

上四味，以水七升，煮麻黄，减二升，去上沫，内诸药，煮取二升，去滓。温服一升。

发汗过多，其人叉手自冒心，心下悸，欲得按者，桂枝甘草汤主之。（64）

桂枝甘草汤方

桂枝四两，去皮　甘草二两，炙

上二味，以水三升，煮取一升，去滓。顿服。

发汗后，其人脐下悸者，欲作奔豚，茯苓桂枝甘草大枣汤主之。（65）

茯苓桂枝甘草大枣汤方

茯苓半斤　桂枝四两，去皮　甘草二两，炙　大枣十五枚，擘

上四味，以甘澜水一斗，先煮茯苓，减二升，内诸药，煮取三升，去滓。温服一升，日三服。

作甘澜水法：取水二斗，置大盆内，以杓扬

之，水上有珠子五六千颗相逐，取用之。

发汗后，腹胀满者，厚朴生姜半夏甘草人参汤主之。（66）

厚朴生姜半夏甘草人参汤方

厚朴半斤，炙，去皮　生姜半斤，切　半夏半升，洗　甘草二两　人参一两

上五味，以水一斗，煮取三升，去滓。温服一升，日三服。

伤寒若吐、若下后，心下逆满[1]，气上冲胸，起则头眩，脉沉紧，发汗则动经[2]，身为振振摇[3]者，茯苓桂枝白术甘草汤主之。（67）

茯苓桂枝白术甘草汤方

茯苓四两　桂枝三两，去皮　白术　甘草各二两，炙

上四味，以水六升，煮取三升，去滓。分温三服。

发汗，病不解，反恶寒者，虚故也，芍药甘草附子汤主之。（68）

发汗，若下之，病仍不解，烦躁者，茯苓四

---

① 心下逆满：指胃脘部因气上逆而感觉胀闷不舒。

② 动经：伤动经脉。

③ 身为振振摇：身体震颤，动摇不定。

逆汤主之。（69）

茯苓四逆汤方

茯苓四两　人参一两　附子一枚，生用，去皮，破八片　甘草二两，炙　干姜一两半

上五味，以水五升，煮取三升，去滓。温服七合，日二服。

发汗后，恶寒者，虚故也；不恶寒，但热者，实也，当和胃气，与调胃承气汤。（70）

太阳病，发汗后，大汗出，胃中干①，烦躁不得眠，欲得饮水者，少少与饮之，令胃气和则愈。若脉浮，小便不利，微热消渴②者，五苓散主之。（71）

五苓散方

猪苓十八铢，去皮　泽泻一两六铢　白术十八铢　茯苓十八铢　桂枝半两，去皮

上五味，捣为散。以白饮和服方寸匕，日三服。多饮暖水，汗出愈。如法将息。

发汗已，脉浮数，烦渴者，五苓散主之。（72）

伤寒汗出而渴者，五苓散主之；不渴者，茯苓甘草汤主之。（73）

---

① 胃中干：指胃中津液不足。

② 消渴：非病名，指口渴而饮水不解的症状。

中风发热，六七日不解而烦，有表里证，渴欲饮水，水入则吐者，名曰水逆①，五苓散主之。（74）

发汗吐下后，虚烦②不得眠，若剧者，必反覆颠倒，心中懊憹③，栀子豉汤主之。若少气④者，栀子甘草豉汤主之。若呕者，栀子生姜豉汤主之。（76）

发汗若下之，而烦热胸中窒⑤者，栀子豉汤主之。（77）

伤寒五六日，大下之后，身热不去，心中结痛⑥者，未欲解也，栀子豉汤主之。（78）

栀子豉汤方

栀子十四个，擘　香豉四合，绵裹

上二味，以水四升，先煮栀子，得二升半，内豉，煮取一升半，去滓。分为二服，温进一服。得吐者，止后服。

---

① 水逆：是水邪停蓄于膀胱，气不化津，而致口渴引饮，饮入即吐的一种症状，是蓄水重证的表现。
② 虚烦：指心烦由无形邪热所致。
③ 心中懊憹：心中烦闷殊甚，莫可名状。
④ 少气：即气少不足以息。
⑤ 胸中窒：窒，塞也。即胸中有堵塞不适之感。
⑥ 心中结痛：心中因热邪郁结而疼痛。

栀子甘草豉汤方

栀子十四个，擘　甘草二两，炙　香豉四合，绵裹

上三味，以水四升，先煮栀子、甘草，取二升半，内豉，煮取一升半，去滓。分二服，温进一服。得吐者，止后服。

栀子生姜豉汤方

栀子十四个，擘　生姜五两　香豉四合，绵裹

上三味，以水四升，先煮栀子、生姜，取二升半，内豉，煮取一升半，去滓。分二服，温进一服。得吐者，止后服。

伤寒下后，心烦腹满，卧起不安者，栀子厚朴汤主之。（79）

栀子厚朴汤方

栀子十四个，擘　厚朴四两，炙，去皮　枳实四枚，水浸，炙令黄

上三味，以水三升半，煮取一升半，去滓。分二服，温进一服。得吐者，止后服。

伤寒，医以丸药大下之，身热不去，微烦者，栀子干姜汤主之。（80）

栀子干姜汤方

栀子十四个，擘　干姜二两

上二味，以水三升半，煮取一升半，去滓。

分二服，温进一服。得吐者，止后服。

太阳病发汗，汗出不解，其人仍发热，心下悸，头眩，身𥆧动，振振欲擗地①者，真武汤主之。（82）

咽喉干燥者，不可发汗。（83）

淋家，不可发汗，汗出必便血。（84）

疮家，虽身疼痛，不可发汗，发汗则痉。（85）

衄家，不可发汗，汗出，必额上陷，脉急紧，直视不能眴，不得眠。（86）

亡血家，不可发汗，发汗则寒栗而振。（87）

汗家重发汗，必恍惚心乱，小便已阴疼，与禹余粮丸。（88）

病人有寒，复发汗，胃中冷，必吐蛔。（89）

伤寒，医下之，续得下利清谷不止，身疼痛者，急当救里。后身疼痛，清便自调者，急当救表。救里，宜四逆汤；救表，宜桂枝汤。（91）

病发热头痛，脉反沉，若不差，身体疼痛，当救其里，四逆汤方。（92）

太阳病，发热汗出者，此为荣弱卫强，故使

---

① 振振欲擗地：擗通仆，跌倒。振振欲擗地，指肢体颤动欲扑倒于地。

汗出，欲救邪风者，宜桂枝汤。（95）

　　伤寒五六日中风，往来寒热①，胸胁苦满②，嘿嘿③不欲饮食，心烦喜呕④。或胸中烦而不呕，或渴，或腹中痛，或胁下痞硬，或心下悸、小便不利，或不渴、身有微热，或咳者，小柴胡汤主之。（96）

　　小柴胡汤方

　　柴胡半斤　黄芩三两　人参三两　半夏半升，洗　甘草炙　生姜各三两，切　大枣十二枚，擘

　　上七味，以水一斗二升，煮取六升，去滓，再煎取三升。温服一升，日三服。若胸中烦而不呕者，去半夏、人参，加栝楼实一枚；若渴，去半夏，加人参合前成四两半，栝楼根四两；若腹中痛者，去黄芩，加芍药三两；若胁下痞硬，去大枣，加牡蛎四两；若心下悸，小便不利者，去黄芩，加茯苓四两；若不渴，外有微热者，去人参，加桂枝三两，温覆微汗愈；若咳者，去人参、大枣、生

---

① 往来寒热：即恶寒与发热交替出现。

② 胸胁苦满：苦，作动词用。胸胁苦满，即病人苦于胸胁满闷不适。

③ 嘿嘿（mò）：通默默，即表情沉默，不欲言语。

④ 喜呕：喜，爱好。此处引申为意欲。喜呕，即欲作呕吐。

姜，加五味子半升，干姜二两。

血弱气尽，腠理开，邪气因入，与正气相搏，结于胁下，正邪分争，往来寒热，休作有时，嘿嘿不欲饮食。脏腑相连，其痛必下，邪高痛下，故使呕也。小柴胡汤主之。服柴胡汤已，渴者，属阳明，以法治之。（97）

得病六七日，脉迟浮弱，恶风寒，手足温，医二三下之，不能食，而胁下满痛，面目及身黄，颈项强，小便难者，与柴胡汤，后必下重。本渴饮水而呕者，柴胡汤不中与也，食谷者哕。（98）

伤寒四五日，身热恶风，颈项强，胁下满，手足温而渴者，小柴胡汤主之。（99）

伤寒，阳脉涩，阴脉弦，法当腹中急痛，先与小建中汤，不差者，小柴胡汤主之。（100）

伤寒中风，有柴胡证，但见一证便是，不必悉具。（101）

伤寒二三日，心中悸而烦者，小建中汤主之。（102）

小建中汤方

桂枝三两，去皮　甘草二两，炙　大枣十二枚，擘　芍药六两　生姜三两，切　胶饴一升

上六味，以水七升，煮取三升，去滓，内饴，

更上微火消解。温服一升，日三服。呕家不可用建中汤，以甜故也。

太阳病，过经①十余日，反二三下之，后四五日，柴胡证仍在者，先与小柴胡。呕不止，心下急②，郁郁微烦者，为未解也，与大柴胡汤，下之则愈。（103）

大柴胡汤方

柴胡半斤　黄芩三两　芍药三两　半夏半升，洗　生姜五两，切　枳实四枚，炙　大枣十二枚，擘

上七味，以水一斗二升，煮取六升，去滓，再煎。温服一升，日三服。一方，加大黄二两，若不加，恐不为大柴胡汤。

伤寒十三日，不解，胸胁满而呕，日晡所发潮热，已而微利，此本柴胡证，下之以不得利，今反利者，知医以丸药下之，此非其治也。潮热者，实也。先宜服小柴胡汤以解外，后以柴胡加芒硝汤主之。（104）

柴胡加芒硝汤方

柴胡二两十六铢　黄芩一两　人参一两　甘草一两，炙　生姜一两，切　半夏二十铢，本云五枚，

中医经典条文速查速记

---

① 过经：邪离本经，传入他经，谓之过经。
② 心下急：指胃脘部拘急不舒或疼痛的感觉。

洗　大枣四枚，擘　芒硝二两

上八味，以水四升，煮取二升，去滓，内芒硝，更煮微沸，分温再服，不解，更作。

太阳病不解，热结膀胱①，其人如狂②，血自下，下者愈。其外不解者，尚未可攻，当先解其外；外解已，但少腹急结③者，乃可攻之，宜桃核承气汤。（106）

桃核承气汤方

桃仁五十个，去皮尖　大黄四两　桂枝二两，去皮　甘草二两，炙　芒硝二两

上五味，以水七升，煮取二升半，去滓，内芒硝，更上火，微沸下火。先食温服五合，日三服，当微利。

伤寒八九日，下之，胸满烦惊，小便不利，谵语，一身尽重，不可转侧者，柴胡加龙骨牡蛎汤主之。（107）

柴胡加龙骨牡蛎汤方

柴胡四两　龙骨　黄芩　生姜切　铅丹　人参　桂枝去皮　茯苓各一两半　半夏二合半，洗　大

---

① 热结膀胱：指邪热与瘀血结于下焦部位。

② 如狂：指神志失常，似狂非狂。

③ 少腹急结：指下腹部拘急硬痛。

黄二两　牡蛎一两半，熬　大枣六枚，擘

上十二味，以水八升，煮取四升，内大黄，切如棋子，更煮一两沸，去滓。温服一升。本云柴胡汤，今加龙骨等。

太阳病中风，以火劫发汗，邪风被火热，血气流溢，失其常度。两阳①相熏灼，其身发黄。阳盛则欲衄，阴虚小便难。阴阳俱虚竭，身体则枯燥，但头汗出，剂颈而还，腹满微喘，口干咽烂，或不大便，久则谵语，甚者至哕，手足躁扰，捻衣摸床②。小便利者，其人可治。（111）

伤寒脉浮，医以火迫劫之③，亡阳必惊狂，卧起不安者，桂枝去芍药加蜀漆牡蛎龙骨救逆汤主之。（112）

桂枝去芍药加蜀漆牡蛎龙骨救逆汤方

桂枝三两，去皮　甘草二两，炙　生姜三两，切　大枣十二枚，擘　牡蛎五两，熬　蜀漆三两，洗 去腥　龙骨四两

上七味，以水一斗二升，先煮蜀漆，减二升，

中医经典条文

远庵遗记

---

① 两阳：风邪与误用之火法均属阳，故称两阳。

② 捻衣摸床：病人神志不清时，两手不自主地捻弄衣被或抚摸床边。

③ 以火迫劫之：劫者，劫迫也。以火迫劫之，指用温针、艾灸、熏、熨等法强迫发汗。

内诸药，煮取三升，去滓。温服一升。本云桂枝汤，今去芍药，加蜀漆、牡蛎、龙骨。

烧针令其汗，针处被寒，核起而赤[①]者，必发奔豚[②]。气从少腹上冲心者，灸其核上各一壮，与桂枝加桂汤更加桂二两也。（117）

桂枝加桂汤方

桂枝五两，去皮　芍药三两　生姜三两，切　甘草二两，炙　大枣十二枚，擘

上五味，以水七升，煮取三升，去滓。温服一升。本云桂枝汤，今加桂满五两。所以加桂者，以能泄奔豚气也。

火逆，下之，因烧针烦躁者，桂枝甘草龙骨牡蛎汤主之。（118）

桂枝甘草龙骨牡蛎汤方

桂枝一两，去皮　甘草二两，炙　牡蛎二两，熬　龙骨二两

上四味，以水五升，煮取二升半，去滓。温服八合，日三服。

太阳病，当恶寒发热，今自汗出，反不恶寒

---

① 核起而赤：针处因寒闭阳郁而见局部红肿如核。
② 奔豚：证候名。豚即猪。奔豚即以豚之奔来形容患者自觉有气从少腹上冲胸咽之证，该证时发时止，发时痛苦异常，止时若无病痛。

发热，关上脉细数者，以医吐之过也。一二日吐之者，腹中饥，口不能食，三四日吐之者，不喜糜粥，欲食冷食，朝食暮吐，以医吐之所致也，此为小逆。（120）

病人脉数，数为热，当消谷引食，而反吐者，此以发汗，令阳气微，膈气虚，脉乃数也，数为客热。不能消谷，以胃中虚冷，故吐也。（122）

太阳病六七日，表证仍在，脉微而沉，反不结胸①，其人发狂者，以热在下焦，少腹当硬满，小便自利者，下血乃愈。所以然者，以太阳随经，瘀热在里②故也。抵当汤主之。（124）

抵当汤方

水蛭熬　虻虫各三十个，去翅足，熬　桃仁二十个，去皮尖　大黄三两，酒洗

上四味，以水五升，煮取三升，去滓。温服一升。不下更服。

太阳病，身黄，脉沉结，少腹硬，小便不利者，为无血③也。小便自利，其人如狂者，血证

---

① 结胸：病证名。指痰水等实邪结于胸膈脘腹，以疼痛为主要临床表现的一种病证。

② 太阳随经，瘀热在里：指太阳之邪在表不解而化热，随经脉入里，深入下焦血分，与瘀血结滞在里。

③ 无血：无蓄血证候。

谛①也。抵当汤主之。（125）

伤寒有热，少腹满，应小便不利；今反利者，为有血也，当下之，不可余药，宜抵当丸。（126）

抵当丸方

水蛭二十个，熬　　虻虫二十个，去翅足，熬　桃仁二十五个，去皮尖　大黄三两

上四味，捣分四丸，以水一升，煮一丸，取七合服之。晬时当下血，若不下者更服。

太阳病，小便利者，以饮水多，必心下悸；小便少者，必苦里急也。（127）

辨太阳病脉证并治下

病发于阳，而反下之，热入因作结胸；病发于阴，而反下之，因作痞也。所以成结胸者，以下之太早故也。结胸者，项亦强，如柔痉状，下之则和，宜大陷胸丸。（131）

大陷胸丸方

大黄半斤　葶苈子半升，熬　芒硝半升　杏仁半升，去皮尖，熬黑

上四味，捣筛二味，内杏仁、芒硝，合研如脂，和散，取如弹丸一枚，别捣甘遂末一钱匕，白

———————
① 谛：确实无误的意思。

蜜二合，水二升，煮取一升。温顿服之，一宿乃下。如不下，更服，取下为效。禁如药法。

太阳病，脉浮而动数，浮则为风，数则为热，动则为痛，数则为虚，头痛发热，微盗汗出，而反恶寒者，表未解也。医反下之，动数变迟，膈内拒痛，胃中空虚，客气①动膈，短气躁烦，心中懊恼，阳气②内陷，心下因硬，则为结胸，大陷胸汤主之。若不结胸，但头汗出，余处无汗，剂颈而还③，小便不利，身必发黄。（134）

大陷胸汤方

大黄六两，去皮　芒硝一升　甘遂一钱匕

上三味，以水六升，先煮大黄取二升，去滓，内芒硝，煮一两沸，内甘遂末。温服一升。得快利，止后服。

伤寒六七日，结胸热实，脉沉而紧，心下痛，按之石硬者，大陷胸汤主之。（135）

小结胸病，正在心下，按之则痛，脉浮滑者，小陷胸汤主之。（138）

中医经典条文速查速记

---

① 客气：外来之邪气，因邪从外来，故称客气。此处是指内陷之热邪。

② 阳气：属阳之表邪、热邪。

③ 剂颈而还：剂，通齐。剂颈而还，指头部汗出，到颈部而止，颈部以下无汗。

小陷胸汤方

黄连一两　半夏半升，洗　栝楼实大者一枚

上三味，以水六升，先煮栝楼，取三升，去滓，内诸药，煮取二升，去滓。分温三服。

寒实结胸，无热证者，与三物小陷胸汤，白散亦可服。（141）

白散方

桔梗三分　巴豆一分，去皮心，熬黑，研如脂　贝母三分

上三味为散，内巴豆，更于臼中杵之，以白饮和服，强人半钱匕，羸者减之。病在膈上必吐，在膈下必利。不利，进热粥一杯；利过不止，进冷粥一杯。身热皮粟不解，欲引衣自覆，若以水潠之，洗之，益令热却不得出，当汗而不汗则烦，假令汗出已，腹中痛，与芍药三两如上法。

妇人中风，发热恶寒，经水适来，得之七八日，热除而脉迟身凉。胸胁下满如结胸状，谵语者，此为热入血室也，当刺期门，随其实而取之。（143）

妇人中风七八日，续得寒热，发作有时，经水适断者，此为热入血室，其血必结，故使如疟状，发作有时，小柴胡汤主之。（144）

妇人伤寒，发热，经水适来，昼日明了，暮则谵语如见鬼状者，此为热入血室，无犯胃气及上二焦，必自愈。（145）

伤寒六七日，发热微恶寒，支节烦疼①，微呕，心下支结②，外证未去者，柴胡桂枝汤主之。（146）

柴胡桂枝汤方

桂枝去皮　黄芩一两半　人参一两半　甘草一两，炙　半夏二合半，洗　芍药一两半　大枣六枚，擘　生姜一两半，切　柴胡四两

上九味，以水七升，煮取三升，去滓。温服一升。

伤寒五六日，已发汗而复下之，胸胁满微结，小便不利，渴而不呕，但头汗出，往来寒热，心烦者，此为未解也，柴胡桂枝干姜汤主之。（147）

柴胡桂枝干姜汤方

柴胡半斤　桂枝三两，去皮　干姜二两　栝楼根四两　黄芩三两　牡蛎二两，熬　甘草二两，炙

上七味，以水一斗二升，煮取六升，去滓再煎，取三升。温服一升，日三服。初服微烦，复服汗出便愈。

中医经典条文速查速记

---

① 支节烦疼：支，通肢。即因四肢关节疼痛而烦扰不宁。
② 心下支结：即患者自觉心下有物支撑结聚。

伤寒五六日，呕而发热者，柴胡汤证具，而以他药下之，柴胡证仍在者，复与柴胡汤。此虽已下之，不为逆，必蒸蒸而振①，却发热汗出而解。若心下满而硬痛者，此为结胸也，大陷胸汤主之。但满而不痛者，此为痞，柴胡不中与之，宜半夏泻心汤。（149）

半夏泻心汤方

半夏半升，洗　黄芩　干姜　人参　甘草炙，各三两　黄连一两　大枣十二枚，擘

上七味，以水一斗，煮取六升，去滓再煎，取三升。温服一升，日三服。

心下痞，按之濡，其脉关上浮者，大黄黄连泻心汤主之。（154）

大黄黄连泻心汤方

大黄二两　黄连一两

上二味，以麻沸汤二升渍之，须臾绞去滓。分温再服。

心下痞，而复恶寒汗出者，附子泻心汤主之。（155）

---

① 蒸蒸而振：蒸蒸，这里指正气由内向外之势。振，指周身振动，即战汗的具体表现。

附子泻心汤方

大黄二两　黄连一两　黄芩一两　附子一枚，炮，去皮，破，别煮取汁

上四味，切三味，以麻沸汤二升渍之，须臾绞去滓，内附子汁。分温再服。

本以下之，故心下痞，与泻心汤。痞不解，其人渴而口燥烦，小便不利者，五苓散主之。（156）

伤寒汗出解之后，胃中不和，心下痞硬，干噫食臭①，胁下有水气，腹中雷鸣②，下利者，生姜泻心汤主之。（157）

生姜泻心汤方

生姜四两，切　甘草三两，炙　人参三两　干姜一两　黄芩三两　半夏半升，洗　黄连一两　大枣十二枚，擘

上八味，以水一斗，煮取六升，去滓，再煎取三升。温服一升，日三服。附子泻心汤，本云加附子。半夏泻心汤、甘草泻心汤，同体别名耳。生姜泻心汤，本云理中人参黄芩汤，去桂枝、术，加

中医经典条文速查速记

---

① 干噫食臭：噫，通嗳。干噫食臭，即嗳气带有伤食气味。

② 腹中雷鸣：即肠鸣，形容腹中有辘辘作响的声音。

黄连，并泻肝法。

伤寒中风，医反下之，其人下利日数十行，谷不化，腹中雷鸣，心下痞硬而满，干呕心烦不得安，医见心下痞，谓病不尽，复下之，其痞益甚，此非结热，但以胃中虚，客气上逆^①，故使硬也，甘草泻心汤主之。（158）

甘草泻心汤方

甘草四两，炙　黄芩三两　干姜三两　半夏半升，洗　大枣十二枚，擘　黄连一两

上六味，以水一斗，煮取六升，去滓，再煎取三升。温服一升，日三服。

伤寒服汤药，下利不止，心下痞硬。服泻心汤已，复以他药下之，利不止，医以理中与之，利益甚。理中者，理中焦，此利在下焦，赤石脂禹余粮汤主之。复不止者，当利其小便。（159）

伤寒发汗，若吐若下，解后，心下痞硬，噫气不除者，旋覆代赭汤主之。（161）

旋覆代赭汤方

旋覆花三两　人参二两　生姜五两　代赭一两　甘草三两，炙　半夏半升，洗　大枣十二枚，擘

上七味，以水一斗，煮取六升，去滓，再煎

_____

① 客气上逆：胃虚气逆。

取三升。温服一升，日三服。

下后，不可更行桂枝汤，若汗出而喘，无大热者，可与麻黄杏子甘草石膏汤。（162）

太阳病，外证未除，而数下之，遂协热而利，利下不止，心下痞硬，表里不解者，桂枝人参汤主之。（163）

桂枝人参方

桂枝四两，别切　甘草四两，炙　白术三两　人参三两　干姜三两

上五味，以水九升，先煮四味，取五升，内桂，更煮取三升，去滓。温服一升，日再夜一服。

伤寒大下后，复发汗，心下痞，恶寒者，表未解也，不可攻痞，当先解表，表解乃可攻痞。解表，宜桂枝汤，攻痞，宜大黄黄连泻心汤。（164）

伤寒，发热，汗出不解，心中痞硬，呕吐而下利者，大柴胡汤主之。（165）

病如桂枝证，头不痛，项不强，寸脉微浮，胸中痞硬，气上冲喉咽不得息者，此为胸有寒也。当吐之，宜瓜蒂散。（166）

伤寒若吐若下后，七八日不解，热结在里，表里俱热，时时恶风，大渴，舌上干燥而烦，欲饮水数升者，白虎加人参汤主之。（168）

白虎加人参汤方

知母六两　石膏一斤，碎　甘草二两，炙　人参二两　粳米六合

上五味，以水一斗，煮米熟汤成，去滓。温服一升，日三服。此方立夏后、立秋前乃可服，立秋后不可服。正月、二月、三月尚凛冷，亦不可与服之，与之则呕利而腹痛。诸亡血虚家，亦不可与，得之则腹痛利者，但可温之，当愈。

伤寒无大热，口燥渴，心烦，背微恶寒者，白虎加人参汤主之。（169）

伤寒脉浮，发热无汗，其表不解，不可与白虎汤。渴欲饮水，无表证者，白虎加人参汤主之。（170）

太阳与少阳合病，自下利者，与黄芩汤；若呕者，黄芩加半夏生姜汤主之。（172）

黄芩汤方

黄芩三两　芍药二两　甘草二两，炙　大枣十二枚，擘

上四味，以水一斗，煮取三升，去滓。温服一升，日再夜一服。

黄芩加半夏生姜汤方

黄芩三两　芍药二两　甘草二两，炙　大枣十二

枚，擘 半夏半升，洗 生姜一两半，一方三两，切

上六味，以水一斗，煮取三升，去滓。温服一升，日再夜一服。

伤寒，胸中有热，胃中有邪气[1]，腹中痛，欲呕吐者，黄连汤主之。（173）

黄连汤方

黄连三两 甘草三两，炙 干姜三两 桂枝三两，去皮 人参二两 半夏半升，洗 大枣十二枚，擘

上七味，以水一斗，煮取六升，去滓。温服，昼三夜二。

伤寒，脉浮滑，此表有热，里有寒[2]，白虎汤主之。（176）

百虎汤方

知母六两 石膏一斤，碎 甘草二两，炙 粳米六合

上四味，以水一斗，煮米熟汤成，去滓，温服一升，日三服。

伤寒，脉结代，心动悸，炙甘草汤主之。（177）

---

[1] 邪气：此处指寒气。

[2] 表有热，里有寒：此处当作表里俱热解为是。

炙甘草汤方

甘草四两，炙　生姜三两，切　人参二两　生地黄一斤　桂枝三两，去皮　阿胶二两　麦门冬半升，去心　麻仁半升　大枣三十枚，擘

上九味，以清酒七升，水八升，先煮八味，取三升，去滓，内胶烊消尽。温服一升，日三服。一名复脉汤。

辨阳明病脉证并治

阳明之为病，胃家实是也。（180）

问曰：何缘得阳明病？答曰：太阳病，若发汗，若下，若利小便，此亡津液，胃中干燥，因转属阳明。不更衣①，内实，大便难者，此名阳明也。（181）

问曰：阳明病外证云何？答曰：身热，汗自出，不恶寒，反恶热也。（182）

本太阳，初得病时，发其汗，汗先出不彻，因转属阳明也。伤寒发热无汗，呕不能食，而反汗出濈濈然②者，是转属阳明也。（185）

伤寒三日，阳明脉大。（186）

_____

① 不更衣：不大便之婉辞。

② 汗出濈濈然：形容汗出连绵不断。

伤寒脉浮而缓，手足自温者，是为系在太阴。太阴者，身当发黄，若小便自利者，不能发黄。至七八日，大便硬者，为阳明病也。（187）

伤寒转系阳明者，其人濈然微汗出也。（188）

阳明中风，口苦咽干，腹满微喘，发热恶寒，脉浮而紧。若下之，则腹满，小便难也。（189）

阳明病，脉迟，食难用饱，饱则微烦头眩，必小便难，此欲作谷瘅。虽下之，腹满如故，所以然者，脉迟故也。（195）

阳明病，法多汗，反无汗，其身如虫行皮中状者，此以久虚故也。（196）

阳明病，无汗，小便不利，心中懊憹者，身必发黄。（199）

阳明病，口燥，但欲漱水，不欲咽者，此必衄。（202）

伤寒呕多，虽有阳明证，不可攻之。（204）

阳明病，心下硬满者，不可攻之。攻之，利遂不止者死，利止者愈。（205）

阳明病，面合色赤，不可攻之。必发热，色黄者，小便不利也。（206）

阳明病，不吐不下，心烦者，可与调胃承气汤。（207）

调胃承气汤方

甘草二两，炙　芒硝半升　大黄四两，清酒洗

上三味，切，以水三升，煮二物至一升，去滓，内芒硝，更上微火一二沸。温顿服之，以调胃气。

阳明病，脉迟，虽汗出不恶寒者，其身必重，短气腹满而喘，有潮热者，此外欲解，可攻里也。手足濈然而汗出者，此大便已硬也，大承气汤主之；若汗多，微发热恶寒者，外未解也，其热不潮，未可与承气汤；若腹大满不通者，可与小承气汤，微和胃气，勿令至大泄下。（208）

大承气汤方

大黄四两，酒洗　厚朴半斤，炙，去皮　枳实五枚，炙　芒硝三合

上四味，以水一斗，先煮二物，取五升，去滓，内大黄，更煮取二升，去滓，内芒硝，更上微火一两沸。分温再服。得下余勿服。

小承气汤方

大黄四两　厚朴二两，炙，去皮　枳实三枚，大者，炙

上三味，以水四升，煮取一升二合，去滓。分温二服。初服汤当更衣，不尔者尽饮之。若更衣

者，勿服之。

阳明病，潮热，大便微硬者，可与大承气汤，不硬者不可与之。若不大便六七日，恐有燥屎，欲知之法，少与小承气汤，汤入腹中，转失气者，此有燥屎也，乃可攻之。若不转失气者，此但初头硬，后必溏，不可攻之，攻之必胀满不能食也。欲饮水者，与水则哕。其后发热者，必大便复硬而少也，以小承气汤和之。不转失气者，慎不可攻也。（209）

夫实则谵语，虚则郑声。郑声者，重语也。直视谵语，喘满者死，下利者亦死。（210）

发汗多，重发汗者，亡其阳，谵语。脉短者死，脉自和者不死。（211）

伤寒若吐若下后不解，不大便五六日，上至十余日，日晡所发潮热，不恶寒，独语如见鬼状。若剧者，发则不识人，循衣摸床，惕而不安，微喘直视，脉弦者生，涩者死。微者，但发热谵语者，大承气汤主之。若一服利，则止后服。（212）

阳明病，其人多汗，以津液外出，胃中燥，大便必硬，硬则谵语，小承气汤主之。若一服谵语止者，更莫复服。（213）

阳明病，谵语发潮热，脉滑而疾①者，小承气汤主之。因与承气汤一升，腹中转气②者，更服一升。若不转气者，勿更与之。明日又不大便，脉反微涩③者，里虚也，为难治，不可更与承气汤也。（214）

阳明病，谵语有潮热，反不能食者，胃中④必有燥屎⑤五六枚也；若能食者，但硬耳。宜大承气汤下之。（215）

三阳合病，腹满身重，难以转侧，口不仁⑥，面垢⑦，谵语遗尿。发汗则谵语。下之则额上生汗，手足逆冷。若自汗出者，白虎汤主之。（219）

阳明病，脉浮而紧，咽燥口苦，腹满而喘，发热汗出，不恶寒反恶热，身重。若发汗则躁，心愦愦反谵语。若加温针，必怵惕，烦躁不得眠。若下之，则胃中空虚，客气动膈，心中懊侬，舌上苔

---

① 脉滑而疾：指脉象往来流利快速。

② 转气：即转矢气，俗称放屁。

③ 微涩：脉象微而无力，艰涩而不流利。

④ 胃中：胃泛指胃肠，此处当指肠中。

⑤ 燥屎：肠中异常干硬的粪块。

⑥ 口不仁：口中感觉失常，黏腻不清爽，食不知味，言语不利。

⑦ 面垢：面部如蒙油垢，此因阳明热浊之气上熏于面所致。

者，栀子豉汤主之。（221）

若渴欲饮水，口干舌燥者，白虎加人参汤主之。（222）

若脉浮发热，渴欲饮水，小便不利者，猪苓汤主之。（223）

猪苓汤方

猪苓去皮　茯苓　泽泻　阿胶　滑石碎，各一两

上五味，以水四升，先煮四味，取二升，去滓，内阿胶烊消。温服七合，日三服。

阳明病下之，其外有热，手足温，不结胸，心中懊憹，饥不能食，但头汗出者，栀子豉汤主之。（228）

阳明病，发潮热，大便溏，小便自可，胸胁满不去者，与小柴胡汤。（229）

阳明病，胁下硬满，不大便而呕，舌上白苔者，可与小柴胡汤。上焦得通，津液得下，胃气因和，身濈然汗出而解。（230）

阳明病，自汗出，若发汗，小便自利者，此为津液内竭，虽硬不可攻之，当须自欲大便，宜蜜煎导而通之。若土瓜根及大猪胆汁，皆可为导。（233）

中医经典条文
远董远记

阳明病，发热汗出者，此为热越[1]，不能发黄也。但头汗出，身无汗，剂颈而还，小便不利，渴引水浆[2]者，此为瘀热[3]在里，身必发黄，茵陈蒿汤主之。（236）

茵陈蒿汤方

茵陈蒿六两　栀子十四枚，擘　大黄二两，去皮

上三味，以水一斗二升，先煮茵陈减六升，内二味，煮取三升，去滓。分三服。小便当利，尿如皂荚汁状，色正赤，一宿腹减，黄从小便去也。

阳明证，其人喜忘[4]者，必有蓄血。所以然者，本有久瘀血，故令喜忘。屎虽硬，大便反易，其色必黑者，宜抵当汤下之。（237）

阳明病，下之，心中懊恼而烦，胃中有燥屎者，可攻。腹微满，初头硬，后必溏，不可攻之。若有燥屎者，宜大承气汤。（238）

病人不大便五六日，绕脐痛，烦躁，发作有时者，此有燥屎，故使不大便也。（239）

大下后，六七日不大便，烦不解，腹满痛者，

---

① 热越：热邪向外发散。
② 水浆：泛指多种饮料，如水、果汁等。
③ 瘀热：湿热郁结在里。
④ 喜忘：喜作"善"解。喜忘即健忘。

此有燥屎也。所以然者，本有宿食故也，宜大承气汤。（241）

病人小便不利，大便乍难乍易，时有微热，喘冒①不能卧者，有燥屎也，宜大承气汤。（242）

食谷欲呕，属阳明也，吴茱萸汤主之。得汤反剧者，属上焦也。（243）

趺阳脉②浮而涩，浮则胃气强，涩则小便数，浮涩相搏，大便则硬，其脾为约，麻子仁丸主之。（247）

麻子仁丸方

麻子仁二升　芍药半斤　枳实半斤，炙　大黄一斤，去皮　厚朴一尺，炙，去皮　杏仁一升，去皮尖，熬，别作脂

上六味，蜜和丸如梧桐子大。饮服十丸，日三服，渐加，以知为度。

太阳病三日，发汗不解，蒸蒸发热③者，属胃也，调胃承气汤主之。（248）

伤寒吐后，腹胀满者，与调胃承气汤。（249）

太阳病，若吐若下若发汗后，微烦，小便数，

中医经典条文

遠香遠记

————————————

① 喘冒：气喘且头昏目眩。

② 趺阳脉：为足背动脉，在冲阳穴处，属足阳明胃经。

③ 蒸蒸发热：形容发热从内达外，如蒸笼中热气蒸腾之状。

大便因硬者，与小承气汤和之愈。（250）

伤寒六七日，目中不了了①，睛不和②，无表里证③，大便难，身微热者，此为实也，急下之，宜大承气汤。（252）

阳明病，发热汗多者，急下之，宜大承气汤。（253）

发汗不解，腹满痛者，急下之，宜大承气汤。（254）

腹满不减，减不足言，当下之，宜大承气汤。（255）

伤寒发汗已，身目为黄，所以然者，以寒湿在里，不解故也。以为不可下也，于寒湿中求之。（259）

伤寒七八日，身黄如橘子色，小便不利，腹微满者，茵陈蒿汤主之。（260）

伤寒身黄发热，栀子柏皮汤主之。（261）

栀子柏皮汤方

肥栀子十五个，擘　甘草一两，炙　黄柏二两

上三味，以水四升，煮取一升半，去滓。分

① 目中不了了：即视物不清楚。

② 睛不和：眼珠转动不灵活。

③ 无表里证：外无发热恶寒等表证，内无潮热谵语等里证。

温再服。

伤寒瘀热在里，身必黄，麻黄连轺①赤小豆汤主之。（262）

麻黄连轺赤小豆汤方

麻黄二两，去节　连轺二两　杏仁四十个，去皮尖　赤小豆一升　大枣十二枚，擘　生梓白皮一升，切　生姜二两，切　甘草二两，炙

上八味，以潦水一斗，先煮麻黄再沸，去上沫，内诸药，煮取三升，去滓。分温三服，半日服尽。

辨少阳病脉证并治

少阳之为病，口苦，咽干，目眩②也。（263）

伤寒脉弦细，头痛发热者，属少阳。少阳不可发汗，发汗则谵语，此属胃。胃和则愈，胃不和，烦而悸。（265）

本太阳病不解，转入少阳者，胁下硬满，干呕不能食，往来寒热，尚未吐下，脉沉紧者，与小柴胡汤。（266）

---

① 连轺（yáo）：连翘根。今多用连翘代之。
② 目眩：头目晕眩，视物昏花。

辨太阴病脉证并治

太阴之为病，腹满而吐，食不下，自利益甚，时腹自痛。若下之，必胸下结硬①。（273）

太阴中风，四肢烦疼，阳微阴涩而长者，为欲愈。（274）

太阴病，脉浮者，可发汗，宜桂枝汤。（276）

自利不渴者，属太阴，以其脏有寒②故也。当温之，宜服四逆辈③。（277）

伤寒脉浮而缓，手足自温者，系在太阴。太阴当发身黄，若小便自利者，不能发黄。至七八日，虽暴烦下利日十余行，必自止，以脾家实，腐秽当去故也。（278）

本太阳病，医反下之，因尔腹满时痛者，属太阴也，桂枝加芍药汤主之；大实痛者，桂枝加大黄汤主之。（279）

桂枝加芍药汤方

桂枝三两，去皮　芍药六两　甘草二两，炙　大枣十二枚，擘　生姜三两，切

---

① 胸下结硬：胸下即胃脘部，指胃脘部痞结胀硬。

② 有寒：指脾脏虚寒。

③ 四逆辈：辈，作"类"字解。四逆辈，指四逆汤、理中汤一类方剂。

上五味，以水七升，煮取三升，去滓。温分三服。本云桂枝汤，今加芍药。

桂枝加大黄汤方

桂枝三两，去皮　大黄二两　芍药六两　生姜三两，切　甘草二两，炙　大枣十二枚，擘

上六味，以水七升，煮取三升，去滓。温服一升，日三服。

太阴为病，脉弱，其人续自便利，设当行大黄、芍药者，宜减之。以其人胃气弱，易动故也。（280）

辨少阴病脉证并治

少阴之为病，脉微细，但欲寐①也。（281）

少阴病，欲吐不吐②，心烦，但欲寐，五六日自利而渴者，属少阴也。虚故引水自救，若小便色白③者，少阴病形悉具。小便白者，以下焦虚有寒，不能制水，故令色白也。（282）

病人脉阴阳俱紧，反汗出者，亡阳也，此属少阴，法当咽痛而复吐利。（283）

---

① 但欲寐：精神萎靡，呈似睡非睡状态。

② 欲吐不吐：想吐而又无物吐出。

③ 小便色白：小便色清不黄。

少阴病，脉细沉数，病为在里，不可发汗。（285）

少阴病，脉微，不可发汗，亡阳故也，阳已虚，尺脉弱涩者，复不可下之。（286）

少阴病，脉紧，至七八日，自下利，脉暴微，手足反温，脉紧反去者，为欲解也，虽烦下利，必自愈。（287）

少阴病，始得之，反发热，脉沉者，麻黄附子细辛汤主之。（301）

麻黄附子细辛汤方

麻黄二两，去节　细辛二两　附子一枚，炮，去皮，破八片

上三味，以水一斗，先煮麻黄，减二升，去上沫，内诸药，煮取三升，去滓。温服一升，日三服。

少阴病，得之二三日，麻黄附子甘草汤发微汗。以二三日无证，故微发汗也。（302）

少阴病，得之二三日以上，心中烦，不得卧，黄连阿胶汤主之。（303）

黄连阿胶汤方

黄连四两　黄芩二两　芍药二两　鸡子黄二枚　阿胶三两。一云三挺

上五味，以水六升，先煮三物，取二升，去滓，内胶烊尽，小冷，内鸡子黄，搅令相得。温服七合，日三服。

少阴病，得之一二日，口中和①，其背恶寒者，当灸之，附子汤主之。（304）

附子汤方

附子二枚，炮，去皮，破八片　茯苓三两　人参二两　白术四两　芍药三两

上五味，以水八升，煮取三升，去滓。温服一升，日三服。

少阴病，身体痛，手足寒，骨节痛，脉沉者，附子汤主之。（305）

少阴病，下利便脓血者，桃花汤主之。（306）

桃花汤方

赤石脂一斤，一半全用，一半筛末　干姜一两　粳米一升

上三味，以水七升，煮米令熟，去滓。温服七合，内赤石脂末方寸匕，日三服。若一服愈，余勿服。

少阴病，二三日至四五日，腹痛，小便不利，下利不止，便脓血者，桃花汤主之。（307）

---

① 口中和：指口中不苦、不燥、不渴。

少阴病，吐利，手足逆冷，烦躁欲死者，吴茱萸汤主之。（309）

少阴病，下利咽痛，胸满心烦，猪肤汤主之。（310）

少阴病二三日，咽痛者，可与甘草汤，不差，与桔梗汤。（311）

少阴病，咽中伤，生疮，不能语言，声不出者，苦酒汤主之。（312）

少阴病，咽中痛，半夏散及汤主之。（313）

少阴病，下利，白通汤主之。（314）

白通汤方

葱白四茎　干姜一两　附子一枚，生，去皮，破八片

上三味，以水三升，煮取一升，去滓。分温再服。

少阴病，下利，脉微者，与白通汤。利不止，厥逆无脉，干呕烦者，白通加猪胆汁汤主之。服汤，脉暴出①者死，微续②者生。（315）

白通加猪胆汁汤方

葱白四茎　干姜一两　附子一枚，生，去皮，破八

———————————

① 脉暴出：指脉搏突然浮大躁动。

② 微续：指脉搏由小到大，逐渐浮起。

片　人尿五合　猪胆汁一合

上五味，以水三升，煮取一升，去滓，内胆汁、人尿，和令相得。分温再服。若无胆，亦可用。

少阴病，二三日不已，至四五日，腹痛，小便不利，四肢沉重疼痛，自下利者，此为有水气。其人或咳，或小便利，或下利，或呕者，真武汤主之。（316）

真武汤方

茯苓三两　芍药三两　白术二两　生姜三两，切　附子一枚，炮，去皮，破八片

上五味，以水八升，煮取三升，去滓。温服七合，日三服。若咳者，加五味子半升，细辛一两，干姜一两；若小便利者，去茯苓；若下利者，去芍药，加干姜二两；若呕者，去附子，加生姜，足前为半斤。

少阴病，下利清谷，里寒外热，手足厥逆，脉微欲绝，身反不恶寒，其人面色赤，或腹痛，或干呕，或咽痛，或利止脉不出者，通脉四逆汤主之。（317）

通脉四逆汤方

甘草二两，炙　附子大者一枚，生用，去皮，破八

片　干姜三两，强人可四两

上三味，以水三升，煮取一升二合，去滓。分温再服。其脉即出者愈。面色赤者，加葱九茎；腹中痛者，去葱，加芍药二两；呕者，加生姜二两；咽痛者，去芍药，加桔梗一两；利止脉不出者，去桔梗，加人参二两。病皆与方相应者，乃服之。

少阴病，四逆，其人或咳，或悸，或小便不利，或腹中痛，或泄利下重①者，四逆散主之。（318）

四逆散方

甘草炙　枳实破，水渍，炙干　柴胡　芍药

上四味，各十分，捣筛。白饮和服方寸匕，日三服。咳者，加五味子、干姜各五分，并主下利；悸者，加桂枝五分；小便不利者，加茯苓五分；腹中痛者，加附子一枚，炮令坼；泄利下重者，先以水五升，煮薤白三升，煮取三升，去滓，以散三方寸匕内汤中，煮取一升半，分温再服。

少阴病，下利六七日，咳而呕渴，心烦不得眠者，猪苓汤主之。（319）

少阴病，得之二三日，口燥咽干者，急下之，

―――――――――――

① 泄利下重：下利重坠不爽感。

宜大承气汤。（320）

少阴病，自利清水，色纯青，心下必痛，口干燥者，急下之，宜大承气汤。（321）

少阴病，六七日，腹胀不大便者，急下之，宜大承气汤。（322）

少阴病，脉沉者，急温之，宜四逆汤。（323）

少阴病，饮食入口则吐，心中温温欲吐，复不能吐，始得之，手足寒，脉弦迟者，此胸中实，不可下也，当吐。若膈上有寒饮，干呕者，不可吐也。当温之，宜四逆汤。（324）

辨厥阴病脉证并治

厥阴之为病，消渴，气上撞心①，心中疼热②，饥而不欲食，食则吐蛔。下之利不止。（326）

诸四逆厥者，不可下之，虚家亦然。（330）

伤寒一二日至四五日，厥者必发热，前热者后必厥，厥深者热亦深，厥微者热亦微。厥应下之，而反发汗者，必口伤烂赤③。（335）

---

① 气上撞心：心，泛指心胸及胃脘部。气上撞心，即病人自觉有气上冲心胸部位。

② 心中疼热：自觉胃脘部疼痛，伴有灼热感。

③ 口伤烂赤：口舌生疮，红肿溃烂。

凡厥者，阴阳气不相顺接，便为厥。厥者，手足逆冷者是也。（337）

伤寒脉微而厥，至七八日，肤冷，其人躁无暂安时者，此为脏厥①，非蛔厥②也。蛔厥者，其人当吐蛔。今病者静，而复时烦者，此为脏寒③。蛔上入其膈，故烦，须臾复止，得食而呕，又烦者，蛔闻食臭出，其人常自吐蛔。蛔厥者，乌梅丸主之。又主久利。（338）

乌梅丸方

乌梅三百枚　细辛六两　干姜十两　黄连十六两　当归四两　附子六两，炮，去皮　蜀椒四两，出汗　桂枝六两，去皮　人参六两　黄柏六两

上十味，异捣筛，合治之，以苦酒渍乌梅一宿，去核，蒸之五斗米下，饭熟，捣成泥，和药令相得，内臼中，与蜜杵二千下，丸如梧桐子大。先食饮服十丸，日三服，稍加至二十丸。禁生冷、滑物、臭食等。

伤寒热少微厥，指头寒，嘿嘿不欲食，烦躁。数日，小便利，色白者，此热除也，欲得食，其

---

① 脏厥：肾脏真阳极虚而致的四肢厥冷。
② 蛔厥：蛔虫内扰，气机逆乱而致的四肢厥冷。
③ 脏寒：此指脾脏虚寒，实为肠中虚寒。

病为愈。若厥而呕，胸胁烦满者，其后必便血。（339）

伤寒，脉滑而厥者，里有热，白虎汤主之。（350）

手足厥寒，脉细欲绝者，当归四逆汤主之。（351）

当归四逆汤方

当归三两　桂枝三两，去皮　芍药三两　细辛三两　甘草二两，炙　通草二两　大枣二十五枚，擘。一法十二枚

上七味，以水八升，煮取三升，去滓。温服一升，日三服。

若其人内有久寒①者，宜当归四逆加吴茱萸生姜汤。（352）

大汗出，热不去，内拘急②，四肢疼，又下利厥逆而恶寒者，四逆汤主之。（353）

大汗，若大下利而厥冷者，四逆汤主之。（354）

伤寒厥而心下悸，宜先治水，当服茯苓甘草

中医经典条文
远香远记

---

① 久寒：指脏腑陈寒痼冷。
② 内拘急：腹中拘挛急迫。

汤，却①治其厥。不尔②，水渍入胃③，必作利也。（356）

伤寒六七日，大下后，寸脉沉而迟，手足厥逆，下部脉不至，喉咽不利，唾脓血，泄利不止者，为难治，麻黄升麻汤主之。（357）

伤寒本自寒下，医复吐下之，寒格④，更逆吐下，若食入口即吐，干姜黄连黄芩人参汤主之。（359）

下利清谷，里寒外热，汗出而厥者，通脉四逆汤主之。（370）

热利下重者，白头翁汤主之。（371）

白头翁汤方

白头翁二两　黄柏三两　黄连三两　秦皮三两

上四味，以水七升，煮取二升，去滓。温服一升。不愈，更服一升。

下利腹胀满，身体疼痛者，先温其里，乃攻其表。温里，宜四逆汤；攻表，宜桂枝汤。（372）

下利，欲饮水者，以有热故也，白头翁汤主

---

① 却：然后。

② 不尔：不这样，指不先治水。

③ 水渍入胃：水饮之邪浸入到肠。

④ 寒格：指下寒与上热相格拒，以饮食入口即吐为特征。

之。（373）

下利，谵语者，有燥屎也，宜小承气汤。（374）

呕而脉弱，小便复利，身有微热，见厥者难治，四逆汤主之。（377）

干呕，吐涎沫，头痛者，吴茱萸汤主之。（378）

呕而发热者，小柴胡汤主之。（379）

辨霍乱病脉证并治

问曰：病有霍乱者何？答曰：呕吐而利，此名霍乱。（382）

问曰：病发热，头痛，身疼，恶寒，吐利者，此属何病？答曰。此名霍乱。霍乱自吐下，又利止，复更发热也。（383）

恶寒脉微而复利，利止亡血也，四逆加人参汤主之。（385）

霍乱，头痛发热，身疼痛，热多欲饮水者，五苓散主之；寒多不用水者，理中丸主之。（386）

理中丸方下有作汤加减法

人参　干姜　甘草炙　白术各三两

上四味，捣筛，蜜和为丸，如鸡子黄许大。以沸汤数合，和一丸，研碎温服之，日三四，夜二服。腹中未热，益至三四丸，然不及汤。汤法：以四物依两数切，用水八升，煮取三升，去滓。温服一升，日三服。若脐上筑者，肾气动也，去术，加桂四两；吐多者，去术，加生姜三两；下多者，还用术；悸者，加茯苓二两；渴欲得水者，加术，足前成四两半；腹中痛者，加人参，足前成四两半；寒者，加干姜，足前成四两半；腹满者，去术，加附子一枚。服汤后，如食顷，饮热粥一升许，微自温，勿发揭衣被。

吐利止，而身痛不休者，当消息和解其外，宜桂枝汤小和之。（387）

吐利汗出，发热恶寒，四肢拘急，手足厥冷者，四逆汤主之。（388）

既吐且利，小便复利，而大汗出，下利清谷，内寒外热，脉微欲绝者，四逆汤主之。（389）

吐已下断[1]，汗出而厥，四肢拘急不解，脉微欲绝者，通脉四逆加猪胆汤主之。（390）

---

[1] 吐已下断：已，停止；断，断绝。吐已下断，指吐利液竭而停止。

辨阴阳易差后劳复病脉证并治

大病^①差后，劳复^②者，枳实栀子豉汤主之。（393）

枳实栀子豉汤方

枳实三枚，炙　栀子十四个，擘　豉一升，绵裹

上三味，以清浆水七升，空煮取四升，内枳实、栀子，煮取二升，下豉更煮五六沸，去滓。温分再服。覆令微似汗。若有宿食者，内大黄，如博棋子五六枚，服之愈。

伤寒差以后，更发热，小柴胡汤主之。脉浮者，以汗解之；脉沉实者，以下解之。（394）

大病差后，从腰以下有水气者，牡蛎泽泻散主之。（395）

大病差后，喜唾^③，久不了了^④，胸上有寒，当以丸药温之，宜理中丸。（396）

伤寒解后，虚羸^⑤少气，气逆欲吐，竹叶石膏

① 大病：伤寒病之统称。
② 劳复：大病初愈，正气尚虚，邪犹未尽因过劳而复发，谓之劳复。
③ 喜唾：时时泛吐涎沫。
④ 久不了了：日久绵延不已。
⑤ 虚羸：虚弱消瘦。

汤主之。（397）

竹叶石膏汤方

竹叶二把　石膏一斤　半夏半升，洗　麦门冬一升，去心　人参二两　甘草二两，炙　粳米半升

上七味，以水一斗，煮取六升，去滓，内粳米，煮米熟，汤成去米。温服一升，日三服。

病人脉已解，而日暮微烦，以病新差，人强与谷，脾胃气尚弱，不能消谷，故令微烦，损谷则愈。（398）

金匮要略

脏腑经络先后病脉证第一

夫治未病[1]者，见肝之病，知肝传脾，当先实脾[2]，四季脾旺[3]不受邪，即勿补之。中工[4]不晓相传，见肝之病，不解实脾，惟治肝也。夫肝之病，补用酸，助用焦苦，益用甘味之药调之……肝虚则用此法，实则不在用之。经曰：虚虚实实，补不足，损有余，是其义也。余脏准此。（1）

夫人禀五常[5]，因风气[6]而生长，风气虽能生万物，亦能害万物，如水能浮舟，亦能覆舟。若五脏元真[7]通畅，人即安和。客气[8]邪风，中人多死。

---

① 治未病：此指治未病的脏腑。

② 实脾：即调补脾脏之意。

③ 四季脾旺：四季之末，即农历三、六、九、十二月之末十八天，为脾土当令之时。此处可理解为一年四季脾气都健旺之意。

④ 中工：技术一般的医生。

⑤ 五常：即五行。

⑥ 风气：指自然界之气候。

⑦ 元真：指元气或真气。

⑧ 客气邪风：泛指外来致病因素。

千般疢难①，不越三条：一者，经络受邪，入脏腑，为内所因也；二者，四肢九窍，血脉相传，壅塞不通，为外皮肤所中也；三者，房室、金刃、虫兽所伤。以此详之，病由都尽。若人能养慎，不令邪风干忤②经络，适中经络，未流传脏腑，即医治之；四肢才觉重滞，即导引、吐纳③、针灸、膏摩④，勿令九窍闭塞；更能无犯王法、禽兽、灾伤；房室勿令竭乏，服食节其冷、热、苦、酸、辛、甘，不遗形体有衰，病则无由入其腠理。腠者，是三焦通会元真之处，为血气所注；理者，是皮肤脏腑之纹理也。（2）

问曰：病人有气色见⑤于面部，愿闻其说。师曰：鼻头色青，腹中痛，苦冷者死。鼻头色微黑者，有水气⑥；色黄者，胸上有寒；色白者，亡血

---

① 疢（chèn）难：指疾病。

② 干忤：此指侵犯。干，《说文》："犯也。"忤，违逆，抵触。

③ 导引、吐纳：导引指自我按摩。吐纳为一种调整呼吸的方法。两者均为古代体育疗法，起到养生去病的作用。

④ 膏摩：用药膏熨摩体表的一种外治法。

⑤ 见：通"现"，显露之意。

⑥ 水气：指水液内停的病证。

也，设微赤非时①者死；其目正圆者痉，不治。又色青为痛，色黑为劳，色赤为风，色黄者便难，色鲜明者有留饮②。（3）

师曰：病人语声寂然③喜惊呼者，骨节间病；语声暗暗然④不彻者，心膈间病；语声啾啾然⑤细而长者，头中病。（4）

师曰：息⑥摇肩⑦者，心中坚；息引胸中上气⑧者，咳；息张口短气⑨者，肺痿唾沫。（5）

师曰：寸口脉动者，因其旺时⑩而动，假令肝旺色青，四时各随其色。肝色青而反色白，非其时色脉，皆当病。（7）

师曰：病人脉浮者在前⑪，其病在表；浮者在

---

① 非时：非当令之时。

② 留饮：水饮留而不行谓之留饮。

③ 寂然：安静无声。

④ 暗暗然：语声低微而不清。暗，哑也。

⑤ 啾啾然：形容语声细小而长。

⑥ 息：呼吸。一呼一吸谓之一息。

⑦ 摇肩：抬肩。

⑧ 上气：气机上逆。

⑨ 短气：呼吸短促而急，自觉气息不能接续。

⑩ 旺时：指一年四季中五脏所主的当令之时，此时色、脉有相应特征。

⑪ 脉浮者在前：指浮脉见于关前寸部。

后，其病在里，腰痛背强不能行，必短气而极[1]也。（9）

问曰：寸脉沉大而滑，沉则为实，滑则为气，实气相搏，血气入脏即死，入腑即愈，此为卒厥[2]，何谓也？师曰：唇口青，身冷，为入脏即死；如身和，汗自出，为入腑即愈。（11）

问曰：脉脱[3]入脏即死，入腑即愈，何谓也？师曰：非为一病，百病皆然。譬如浸淫疮[4]，从口起流向四肢者，可治，从四肢流来入口者，不可治。病在外者可治，入里者即死。（12）

清邪居上，浊邪居下，大邪[5]中表，小邪中里，䅽[6]饪之邪，从口入者，宿食也。五邪中人[7]，各有法度，风中于前[8]，寒中于暮，湿伤于下，雾伤于上。风令脉浮，寒令脉急，雾伤皮腠，湿流关

---

① 极：疲倦乏力。

② 卒（cù）厥：突然昏倒、不省人事的疾病。卒，通"猝"。

③ 脉脱：指脉象伏而不见。

④ 浸淫疮：皮肤病的一种，疮面流黄水，可由一处染及他处。

⑤ 大邪：指风邪。下文"小邪"指寒邪。

⑥ 䅽（gǔ）饪：指饮食。

⑦ 五邪中（zhòng）人：指风、寒、雾、湿、饮食五种病邪侵入人体。

⑧ 前：指午前。

节，食伤脾胃，极寒伤经，极热伤络。（13）

问曰：病有急当救里、救表者，何谓也？师曰：病，医下之，续得下利清谷①不止，身体疼痛者，急当救里；后身体疼痛，清便自调②者，急当救表也。（14）

夫病痼疾③，加以卒病④，当先治其卒病，后乃治其痼疾也。（15）

师曰：五脏病各有所得⑤者愈，五脏病各有所恶⑥，各随其所不喜者为病。病者素不应食，而反暴思之，必发热也。（16）

夫诸病在脏⑦，欲攻⑧之，当随其所得⑨而攻之。如渴者，与猪苓汤。余皆仿此。（17）

① 下利清谷：指泻下清稀，完谷不化。
② 清便自调：指大便已恢复正常。清，同"圊"，此处作动词用。
③ 痼疾：难治的慢性久病。
④ 卒病：突然发生的新病。
⑤ 所得：指与病情相适应的饮食、居处等。
⑥ 所恶：指患者厌恶或不适合的饮食、气味、居处等。
⑦ 在脏：指在里。
⑧ 攻：作"治"解。
⑨ 所得：所合、所依附之意。

痉湿暍病脉证治第二

太阳病，发热无汗，反恶寒者，名曰刚痉。(1)

太阳病，发热汗出，而不恶寒，名曰柔痉。(2)

病者身热足寒，颈项强急，恶寒，时头热，面赤目赤，独头动摇，卒口噤[1]，背反张[2]者，痉病也。(7)

夫痉脉，按之紧如弦，直上下行。(9)

太阳病，其证备，身体强，几几然[3]，脉反沉迟，此为痉，栝楼桂枝汤主之。(11)

栝楼桂枝汤方

栝楼根二两　桂枝三两　芍药三两　甘草二两　生姜三两　大枣十二枚

上六味，以水九升，煮取三升，分温三服，取微汗。汗不出，食顷，啜热粥发之。

太阳病，无汗而小便反少，气上冲胸，口噤不得语，欲作刚痉，葛根汤主之。(12)

痉为病，胸满，口噤，卧不着席[4]，脚挛急，

---

[1] 口噤：牙关紧闭。

[2] 背反张：背部筋脉拘急，出现角弓反张的症状。

[3] 几（shū）几然：本指小鸟羽毛未盛，伸颈欲飞而不能飞的样子。此指患者身体强直，不能俯仰转侧自如。

[4] 卧不着席：手足向后伸仰，卧时腰背不能着席，亦即角弓反张之意。

必齘齿①，可与大承气汤。（13）

太阳病，关节疼痛而烦，脉沉而细一作缓者，此名湿痹②。湿痹之候，小便不利，大便反快，但③当利其小便。（14）

湿家④之为病，一身尽疼，发热，身色如熏黄⑤也。（15）

风湿相搏，一身尽疼痛，法当汗出而解，值天阴雨不止，医云此可发汗，汗之病不愈者，何也？盖发其汗，汗大出者，但风气去，湿气在，是故不愈也。若治风湿者，发其汗，但微微似欲出汗者，风湿俱去也。（18）

湿家身烦疼，可与麻黄加术汤发其汗为宜，慎不可以火攻⑥之。（20）

麻黄加术汤方

麻黄三两，去节　桂枝二两，去皮　甘草一两，炙　杏仁七十个，去皮尖　白术四两

① 齘（xiè）齿：上下牙齿相摩，切磋有声。
② 湿痹：湿邪流注关节，闭阻筋脉气血，出现关节疼痛的疾病。痹，闭也。
③ 但：只，仅。
④ 湿家：久患湿病之人。
⑤ 熏黄：黄如烟熏而不明润。
⑥ 火攻：烧针、艾灸、熨、熏一类外治法。

上五味，以水九升，先煮麻黄，减二升，去上沫，内诸药，煮取二升半，去滓，温服八合，覆取微似汗。

病者一身尽疼，发热，日晡①所剧者，名风湿。此病伤于汗出当风，或久伤取冷所致也。可与麻黄杏仁薏苡甘草汤。（21）

麻黄杏仁薏苡甘草汤方

麻黄去节，半两，汤泡　甘草一两，炙　薏苡仁半两　杏仁十个，去皮尖，炒

上剉麻豆大，每服四钱匕，水盏半，煮八分，去滓，温服。有微汗，避风。

风湿，脉浮，身重，汗出，恶风者，防己黄芪汤主之。（22）

防己黄芪汤方

防己一两　甘草半两，炒　白术七钱半　黄芪一两一分，去芦

上剉麻豆大，每抄五钱匕，生姜四片，大枣一枚，水盏半，煎八分，去滓，温服，良久再服。喘者，加麻黄半两；胃中不和者，加芍药三分；气上冲者，加桂枝三分；下有陈寒者，加细辛三分。服后当如虫行皮中，从腰下如冰，后坐被上，又以

---

① 日晡（bū）：即申时，指下午3~5时。

一被绕腰以下，温，令微汗，差。

伤寒八九日，风湿相搏，身体疼烦，不能自转侧，不呕不渴，脉浮虚而涩者，桂枝附子汤主之；若大便坚，小便自利者，去桂加白术汤主之。（23）

桂枝附子汤方

桂枝四两，去皮　生姜三两，切　附子三枚，炮，去皮，破八片　甘草二两，炙　大枣十二枚，擘

上五味，以水六升，煮取二升，去滓，分温三服。

白术附子汤方

白术二两　附子一枚半，炮，去皮　甘草一两，炙　生姜一两半，切　大枣六枚

上五味，以水三升，煮取水一升，去滓，分温三服。一服觉身痹，半日许再服，三服都尽，其人如冒状，勿怪，即是术附并走皮中逐水气，未得除故耳。

风湿相搏，骨节疼烦，掣痛不得屈伸，近①之则痛剧，汗出短气，小便不利，恶风不欲去衣②，或身微肿者，甘草附子汤主之。（24）

---

① 近：作动词用，触、按。

② 去衣：脱衣服或减少衣服。

甘草附子汤方

甘草二两，炙　　白术二两　　附子二枚，炮，去皮　桂枝四两，去皮

上四味，以水六升，煮取三升，去滓，温服一升，日三服。初服得微汗则解。能食，汗出复烦者，服五合。恐一升多者，取六七合为妙。

太阳中热者，暍是也。汗出恶寒，身热而渴，白虎加人参汤主之。（26）

百合狐惑阴阳毒病脉证治第三

百合病者，百脉一宗[1]，悉致其病也。意欲食复不能食，常默默[2]，欲卧不能卧，欲行不能行，饮食或有美时，或有不用闻食臭[3]时，如寒无寒，如热无热，口苦，小便赤，诸药不能治，得药则剧吐利，如有神灵者，身形如和，其脉微数。每溺[4]时头痛者，六十日乃愈；若溺时头不痛，淅然[5]

---

① 百脉一宗：谓人体百脉，同出一源。百脉，泛指全身的血脉；宗，本也。

② 默默：精神不振，寂然不语。默，静也，寂也。

③ 臭（xiù）：通"嗅"，气味也。

④ 溺（niào）：通"尿"，小便。

⑤ 淅（xī）然：怕风，寒栗之状。

者，四十日愈；若溺快然①，但头眩者，二十日愈。其证或未病而预见，或病四五日而出，或病二十日，或一月微见者，各随证治之。（1）

百合病发汗后者，百合知母汤主之。（2）

百合知母汤方

百合七枚，擘　知母三两，切

上先以水洗百合，渍一宿，当白沫出，去其水，更以泉水二升，煎取一升，去滓；别以泉水二升煎知母，取一升，去滓；后合和，煎取一升五合，分温再服。

百合病下之后者，滑石代赭汤主之。（3）

滑石代赭汤方

百合七枚，擘　滑石三两，碎，绵裹　代赭石如弹丸大一枚，碎，绵裹

上先以水洗百合，渍一宿，当白沫出，去其水，更以泉水二升，煎取一升，去滓；别以泉水二升煎滑石、代赭，取一升，去滓；后合和重煎，取一升五合，分温服。

百合病吐之后者，百合鸡子汤主之。（4）

百合鸡子汤方

百合七枚，擘　鸡子黄一枚

中医经典条文
速查速记

———————————

① 快然：无任何不适。

上先以水洗百合，渍一宿，当白沫出，去其水，更以泉水二升，煎取一升，去滓，内鸡子黄，搅匀，煎五分，温服。

百合病不经吐、下、发汗，病形如初者，百合地黄汤主之。（5）

百合地黄汤方

百合七枚，擘　生地黄汁一升

上以水洗百合，渍一宿，当白沫出，去其水，更以泉水二升，煎取一升，去滓，内地黄汁，煎取一升五合，分温再服。中病，勿更服。大便常如漆。

百合病一月不解，变成渴者，百合洗方主之。（6）

百合病渴不差者，用后方主之。（7）

栝楼牡蛎散方

栝楼根　牡蛎熬等分

上为细末，饮服方寸匕，日三服。

百合病变发热者，百合滑石散主之。（8）

百合滑石散方

百合一两，炙　滑石三两

上为散，饮服方寸匕，日三服。当微利者，止服，热则除。

百合病见于阴者，以阳法救之；见于阳者，以阴法救之。见阳攻阴，复发其汗，此为逆；见阴攻阳，乃复下之，此亦为逆。（9）

狐惑之为病，状如伤寒，默默欲眠，目不得闭，卧起不安，蚀①于喉为惑，蚀于阴②为狐，不欲饮食，恶闻食臭，其面目乍赤、乍黑、乍白③，蚀于上部④则声喝⑤一作嗄。甘草泻心汤主之。（10）

甘草泻心汤方

甘草四两　黄芩　人参　干姜各三两　黄连一两　大枣十二枚　半夏半升

上七味，水一斗，煮取六升，去滓，再煎，温服一升，日三服。

蚀于下部⑥则咽干，苦参汤洗之。（11）

蚀于肛者，雄黄熏之。（12）

病者脉数，无热，微烦，默默但欲卧，汗出。

① 蚀（shí）：虫蛀样，此为腐蚀之意。
② 阴：肛门、生殖器前后二阴。
③ 其面目乍（zhà）赤、乍黑、乍白：指患者的面部和眼睛颜色，变幻不定。乍，忽然。
④ 上部：指咽喉。
⑤ 声喝（yè）：声音嘶哑。
⑥ 下部：指前阴。

初得之三四日，目赤如鸠①眼；七八日，目四眦②
一本此有黄字黑。若能食者，脓已成也，赤豆当归散
主之。（13）

赤豆当归散方

赤小豆三升，浸令芽出，曝干　当归三两

上二味，杵为散，浆水服方寸匕，日三服。

阳毒之为病，面赤斑斑如锦纹③，咽喉痛，唾
脓血。五日可治，七日不可治，升麻鳖甲汤主之。
（14）

阴毒之为病，面目青，身痛如被杖④，咽喉痛。
五日可治，七日不可治，升麻鳖甲汤去雄黄、蜀椒
主之。（15）

疟病脉证并治第四

疟母，急治之，宜鳖甲煎丸。（2）

温疟者，其脉如平，身无寒但热，骨节疼烦，
时呕，白虎加桂枝汤主之。（4）

———————————

① 鸠（jiū）：鸟名，即斑鸠，其目色赤。

② 目四眦（zì）：双眼的内角、外角。眦，眼角。

③ 锦纹：丝织品上的彩色花纹或条纹。此处指患者的脸
　部有赤色的斑块，如同锦纹一样。

④ 身痛如被杖：身体疼痛，如同受过杖刑一样。

疟多寒者，名曰牝疟①，蜀漆散主之。(5)

牡蛎汤：治牝疟。

柴胡去半夏加栝楼根汤：治疟病发渴者，亦治劳疟。

柴胡桂姜汤：治疟寒多微有热，或但寒不热。服一剂如神。

中风历节病脉证并治第五

夫风之为病，当半身不遂②，或但臂不遂者，此为痹③。脉微而数，中风使然。(1)

寸口脉浮而紧，紧则为寒，浮则为虚；寒虚相搏，邪在皮肤；浮者血虚，络脉空虚；贼邪不泻④，或左或右；邪气反缓，正气即急，正气引邪，喝僻⑤不遂。(2)

邪在于络，肌肤不仁；邪在于经，即重不胜；

① 牝（pìn）疟：指疟病寒多热少者。牝，雌性的鸟兽，有阴无阳之意。
② 半身不遂：患者左侧或右侧肢体不能随意运动。
③ 痹：闭也。指风寒湿侵犯人体，使经络气血闭阻不通，出现关节肌肉疼痛、肢体活动不利的病证。
④ 贼邪不泻：外邪侵入人体后留滞不出。贼邪，即虚邪贼风之意，统指外邪；泻，外出。
⑤ 喝僻（pì）不遂：指口眼㖞斜，不能随意运动。

邪入于腑，即不识人；邪入于脏，舌即难言，口吐涎。（2）

寸口脉沉而弱，沉即主骨，弱即主筋，沉即为肾，弱即为肝。汗出入水中，如水伤心[①]，历节黄汗[②]出，故曰历节。（4）

少阴脉浮而弱，弱则血不足，浮则为风，风血相搏，即疼痛如掣。（6）

盛人脉涩小，短气，自汗出，历节疼，不可屈伸，此皆饮酒汗出当风所致。（7）

诸肢节疼痛，身体魁羸[③]，脚肿如脱[④]，头眩短气，温温欲吐[⑤]，桂枝芍药知母汤主之。（8）

桂枝芍药知母汤方

桂枝四两　芍药三两　甘草二两　麻黄二两　生姜五两　白术五两　知母四两　防风四两　附子二两，炮

上九味，以水七升，煮取二升，温服七合，

---

① 如水伤心：心主血脉，如水伤心，犹言水湿伤及血脉。

② 黄汗：这里指历节病的关节疼痛处汗出色黄，与黄汗病的汗出色黄、遍及全身者不同。

③ 身体魁羸：形容关节肿大，身体瘦弱。

④ 脚肿如脱：两脚肿胀，且麻木不仁，似与身体脱离。

⑤ 温温：作"蕴蕴"解，指心中郁郁不舒。

日三服。

病历节，不可屈伸，疼痛，乌头汤主之。（10）

乌头汤方

治脚气疼痛，不可屈伸。

麻黄　芍药　黄芪各三两　甘草三两，炙　川乌五枚，㕮咀，以蜜二升，煎取一升，即出乌头

上五味，㕮咀四味，以水三升，煮取一升，去滓，内蜜煎中，更煎之，服七合。不知，尽服之。

防己地黄汤：治病如狂状，妄行，独语不休，无寒热，其脉浮。

防己一钱　桂枝三钱　防风三钱　甘草二钱

上四味，以酒一杯，浸之一宿，绞取汁，生地黄二斤，㕮咀，蒸之如斗米饭久，以铜器盛其汁，更绞地黄汁，和，分再服。

血痹虚劳病脉证并治第六

问曰：血痹病从何得之？师曰：夫尊荣人[①]，骨弱肌肤盛，重因疲劳汗出，卧不时动摇，加被微风，遂得之。但以脉自微涩，在寸口、关上小紧，

———————————

① 尊荣人：养尊处优的人。

宜针引阳气，令脉和紧去则愈。（1）

血痹阴阳俱微①，寸口关上微，尺中小紧，外证身体不仁②，如风痹状，黄芪桂枝五物汤主之。（2）

黄芪桂枝五物汤方

黄芪三两　芍药三两　桂枝三两　生姜六两　大枣十二枚

上五味，以水六升，煮取二升，温服七合，日三服。

夫男子平人③，脉大为劳，极虚亦为劳。（3）

夫失精家④少腹弦急，阴头寒，目眩一作目眶痛，发落，脉极虚芤迟，为清谷，亡血，失精。脉得诸芤动微紧，男子失精，女子梦交⑤，桂枝加龙骨牡蛎汤主之。（8）

桂枝加龙骨牡蛎汤方

桂枝　芍药　生姜各三两　甘草二两　大枣十二枚　龙骨　牡蛎各三两

上七味，以水七升，煮取三升，分温三服。

---

① 阴阳俱微：此指营卫气血皆不足。

② 不仁：肌肤麻木或感觉迟钝。

③ 平人：外形看似无病，其实内脏气血已经虚损之人。

④ 失精家：经常梦遗、滑精的人。

⑤ 梦交：夜梦性交。

虚劳里急①，悸，衄，腹中痛，梦失精，四肢酸疼，手足烦热，咽干口燥，小建中汤主之。（13）

小建中汤方

桂枝三两，去皮　甘草三两，炙　大枣十二枚　芍药六两　生姜二两　胶饴一升

上六味，以水七升，煮取三升，去滓，内胶饴，更上微火消解，温服一升，日三服。

虚劳里急，诸不足，黄芪建中汤主之。于小建中汤加黄芪一两半，余依上法。气短胸满者加生姜；腹满者去枣，加茯苓一两半；及疗肺虚损不足，补气加半夏三两。（14）

虚劳腰痛，少腹拘急，小便不利者，八味肾气丸主之。（15）

虚劳诸不足，风气②百疾，薯蓣丸主之。（16）

虚劳虚烦不得眠③，酸枣仁汤主之。（17）

酸枣仁汤方

酸枣仁二升　甘草一两　知母二两　茯苓二两　芎䓖二两。

上五味，以水八升，煮酸枣仁，得六升，内

---

① 里急：腹中有拘急感，但按之不硬。

② 风气：泛指病邪，因风为百病之长，风邪侵入人体，能引起多种疾病。

③ 虚烦不得眠：因虚而致心中烦乱，虽卧而不得熟睡。

诸药，煮取三升，分温三服。

五劳虚极羸瘦，腹满不能饮食，食伤、忧伤、饮伤、房室伤、饥伤、劳伤、经络营卫气伤，内有干血，肌肤甲错，两目黯黑。缓中补虚，大黄䗪虫丸主之。（18）

大黄䗪虫丸方

大黄十分，蒸　黄芩二两　甘草三两　桃仁一升　杏仁一升　芍药四两　干地黄十两　干漆一两　虻虫一升　水蛭百枚　蛴螬一升　䗪虫半升

上十二味，末之，炼蜜和丸小豆大，酒饮服五丸，日三服。

肺痿肺痈咳嗽上气病脉证治第七

问曰：热在上焦者，因咳为肺痿。肺痿之病，从何得之？师曰：或从汗出，或从呕吐，或从消渴[1]，小便利数，或从便难，又被快药[2]下利，重亡津液，故得之。曰：寸口脉数，其人咳，口中反有浊唾涎沫[3]者何？师曰：为肺痿之病。若口中辟

---

① 消渴：指口渴不已，饮水即消。也指消渴病。

② 快药：泻下峻猛之药。

③ 浊唾涎沫：浊唾指稠痰，涎沫指稀痰。

辟①燥，咳即胸中隐隐痛，脉反滑数，此为肺痈，咳唾脓血。脉数虚者为肺痿，数实者为肺痈。（1）

肺痿吐涎沫而不咳者，其人不渴，必遗尿，小便数，所以然者，以上虚②不能制下故也。此为肺中冷，必眩，多涎唾，甘草干姜汤以温之。若服汤已渴者，属消渴。（5）

甘草干姜汤方

甘草四两，炙　干姜二两，炮

上㕮咀，以水三升，煮取一升五合，去滓，分温再服。

咳而上气，喉中水鸡声③，射干麻黄汤主之。（6）

射干麻黄汤方

射干十三枚，一法三两　麻黄四两　生姜四两　细辛　紫菀　款冬花各三两　五味子半斤　大枣七枚　半夏大者，洗，八枚，一法半升

上九味，以水一斗二升，先煮麻黄两沸，去上沫，内诸药，煮取三升，分温三服。

中医经典条文远查远记

---

① 辟辟：形容口中干燥状。

② 上虚：此指肺虚。

③ 喉中水鸡声：形容喉间痰鸣声连连不断，好像田鸡的叫声。水鸡，即田鸡，俗称蛙。

咳逆上气，时时唾浊①，但坐不得眠，皂荚丸主之。（7）

咳而脉浮者，厚朴麻黄汤主之。（8）

脉沉者，泽漆汤主之。（9）

厚朴麻黄汤方

厚朴五两　麻黄四两　石膏如鸡子大　杏仁半升　半夏半升　干姜二两　细辛二两　小麦一升　五味子半升

上九味，以水一斗二升，先煮小麦熟，去滓，内诸药，煮取三升，温服一升，日三服。

泽漆汤方

半夏半升　紫参五两，一作紫菀　泽漆三斤，以东流水五斗，煮取一斗五升　生姜五两　白前五两　甘草　黄芩　人参　桂枝各三两

上九味，㕮咀，内泽漆汁中，煮取五升，温服五合，至夜尽。

大逆上气，咽喉不利，止逆下气者，麦门冬汤主之。（10）

麦门冬汤方

麦门冬七升　半夏一升　人参二两　甘草二两　粳米三合　大枣十二枚

---

① 唾浊：指吐出浊黏稠痰。

上六味，以水一斗二升，煮取六升，温服一升，日三夜一服。

肺痈，喘不得卧，葶苈大枣泻肺汤主之。(11)

葶苈大枣泻肺汤方

葶苈熬令黄色，捣丸如弹子大　　大枣十二枚

上先以水三升，煮枣取二升，去枣，内葶苈，煮取一升，顿服。

咳而胸满，振寒脉数，咽干不渴，时出浊唾腥臭，久久吐脓如米粥者，为肺痈，桔梗汤主之。(12)

桔梗汤方

桔梗一两　　甘草二两

上二味，以水三升，煮取一升，分温再服，则吐脓血也。

咳而上气，此为肺胀，其人喘，目如脱状①，脉浮大者，越婢加半夏汤主之。(13)

越婢加半夏汤方

麻黄六两　　石膏半斤　　生姜三两　　大枣十五枚　甘草二两　　半夏半升

上六味，以水六升，先煮麻黄，去上沫，内

---

① 目如脱状：形容两目胀突，如将脱出的样子，是呼吸困难病人常见的症状。

诸药，煮取三升，分温三服。

肺胀，咳而上气，烦躁而喘，脉浮者，心下有水，小青龙加石膏汤主之。（14）

小青龙加石膏汤方

麻黄　芍药　桂枝　细辛　甘草　干姜各三两　五味子　半夏各半升　石膏二两

上九味，以水一斗，先煮麻黄，去上沫，内诸药，煮取三升。强人服一升，羸者减之，日三服，小儿服四合。

《千金》苇茎汤：治咳有微热、烦满、胸中甲错，是为肺痈。

苇茎二升　薏苡仁半升　桃仁五十枚　瓜瓣半升

上四味，以水一斗，先煮苇茎，得五升，去滓，内诸药，煮取二升，服一升，再服，当吐如脓。

肺痈胸满胀，一身面目浮肿，鼻塞清涕出，不闻香臭酸辛，咳逆上气，喘鸣迫塞，葶苈大枣泻肺汤主之。方见上，三日一剂，可至三四剂，此先服小青龙汤一剂乃进。小青龙汤方见咳嗽门中。（15）

奔豚气病脉证治第八

师曰：奔豚病，从少腹起，上冲咽喉，发作

欲死，复还止，皆从惊恐得之。（1）

奔豚气上冲胸，腹痛，往来寒热，奔豚汤主之。（2）

奔豚汤方

甘草　芎䓖　当归各二两　半夏四两　黄芩二两　生葛五两　芍药二两　生姜四两　甘李根白皮一升

上九味，以水二斗，煮取五升，温服一升，日三夜一服。

发汗后，烧针令其汗，针处被寒，核起而赤者，必发奔豚，气从少腹上至心，灸其核上各一壮，与桂枝加桂汤主之。（4）

发汗后，脐下悸者，欲作奔豚，茯苓桂枝甘草大枣汤主之。（5）

胸痹心痛短气病脉证治第九

师曰：夫脉当取太过不及①，阳微阴弦②，即胸痹而痛，所以然者，责其极虚也。今阳虚知在上

---

① 太过不及：脉象盛于正常的为太过，弱于正常的为不及。太过主邪盛，不及主正虚。

② 阳微阴弦：关前为阳，关后为阴。阳微，指寸脉微；阴弦，指尺脉弦。

焦，所以胸痹、心痛者，以其阴弦故也。（1）

胸痹之病，喘息咳唾，胸背痛，短气，寸口脉沉而迟，关上小紧数[①]，栝楼薤白白酒汤主之。（3）

栝楼薤白白酒汤方

栝楼实一枚，捣　薤白半升　白酒七升

上三味，同煮，取二升，分温再服。

胸痹不得卧，心痛彻背者，栝楼薤白半夏汤主之。（4）

栝楼薤白半夏汤方

栝楼实一枚，捣　薤白三两　半夏半斤　白酒一斗

上四味，同煮，取四升，温服一升，日三服。

胸痹心中痞[②]，留气结在胸，胸满，胁下逆抢心[③]，枳实薤白桂枝汤主之；人参汤亦主之。（5）

枳实薤白桂枝汤方

枳实四枚　厚朴四两　薤白半斤　桂枝一两　栝楼实一枚，捣

上五味，以水五升，先煮枳实、厚朴，取二

---

① 关上小紧数：指关脉稍弦。

② 心中痞：胸中及胃脘有痞塞不通之感。

③ 胁下逆抢心：胁下气逆，上冲心胸。

升，去滓，内诸药，煮数沸，分温三服。

人参汤方

人参　甘草　干姜　白术各三两

上四味，以水八升，煮取三升，温服一升，日三服

胸痹，胸中气塞，短气，茯苓杏仁甘草汤主之，橘枳姜汤亦主之。（6）

茯苓杏仁甘草汤方

茯苓三两　杏仁五十个　甘草一两

上三味，以水一斗，煮取五升，温服一升，日三服。不差更服。

橘枳姜汤方

橘皮一斤　枳实三两　生姜半斤

上三味，以水五升，煮取二升，分温再服。

胸痹缓急者，薏苡附子散主之。（7）

薏苡附子散方

薏苡仁十五两　大附子十枚，炮

上二味，杵为散，服方寸匕，日三服。

心中痞，诸逆[1]，心悬痛[2]，桂枝生姜枳实汤主之。（8）

---

[1] 诸逆：泛指病邪向上冲逆。

[2] 心悬痛：指心窝部向上牵引疼痛。

桂枝生姜枳实汤方

桂枝　生姜各三两　枳实五枚

上三味，以水六升，煮取三升，分温三服。

心痛彻背，背痛彻心，乌头赤石脂丸主之。

（9）

乌头赤石脂丸方

蜀椒一两，一法二分　乌头一分，炮　附子半两，炮，一法一分　干姜一两，一法一分　赤石脂一两，一法二分

上五味，末之，蜜丸如梧子大，先食服一丸，日三服。不知，稍加服。

腹满寒疝宿食病脉证治第十

趺阳脉微弦，法当腹满，不满者必便难，两胠①疼痛，此虚寒从下上也，当以温药服之。（1）

病者腹满，按之不痛为虚，痛者为实，可下之。舌黄未下者，下之黄自去。（2）

腹满时减，复如故，此为寒，当与温药。（3）

夫瘦人绕脐痛，必有风冷，谷气不行②，而反下之，其气必冲，不冲者，心下则痞也。（8）

---

① 胠（qū）：胸胁两旁腋下之处。

② 谷气不行：即水谷不化而大便秘结不行。

病腹满，发热十日，脉浮而数，饮食如故，厚朴七物汤主之。（9）

厚朴七物汤方

厚朴半斤　甘草　大黄各三两　大枣十枚　枳实五枚　桂枝二两　生姜五两

上七味，以水一斗，煮取四升，温服八合，日三服。呕者加半夏五合，下利去大黄，寒多者加生姜至半斤。

腹中寒气，雷鸣切痛①，胸胁逆满，呕吐，附子粳米汤主之。（10）

附子粳米汤方

附子一枚，炮　半夏半升　甘草一两　大枣十枚　粳米半升

上五味，以水八升，煮米熟，汤成，去滓，温服一升，日三服

痛而闭②者，厚朴三物汤主之。（11）

厚朴三物汤方

厚朴八两　大黄四两　枳实五枚

上三味，以水一斗二升，先煮二味，取五升，

————————

① 雷鸣切痛：形容肠鸣重，如同雷鸣；腹痛剧，如刀切之状。

② 闭：指大便闭结不通。

内大黄，煮取三升，温服一升，以利为度。

按之心下满痛者，此为实也，当下之，宜大柴胡汤。（12）

大柴胡汤方

柴胡半斤　黄芩三两　芍药三两　半夏半升，洗　枳实四枚，炙　大黄二两　大枣十二枚　生姜五两

上八味，以水一斗二升，煮取六升，去滓，再煎，温服一升，日三服。

心胸中大寒痛，呕不能饮食，腹中寒，上冲皮起，出见有头足[①]，上下痛而不可触近，大建中汤主之。（14）

大建中汤方

蜀椒二合，去汗　干姜四两　人参二两

上三味，以水四升，煮取二升，去滓，内胶饴一升，微火煎取一升半，分温再服；如一炊顷，可饮粥二升，后更服，当一日食糜，温覆之。

胁下偏痛，发热，其脉紧弦，此寒也，以温药下之，宜大黄附子汤。（15）

大黄附子汤方

大黄三两　附子三枚，炮　细辛二两

---

① 上冲皮起，出见有头足：指腹部皮肤因寒气攻冲而起伏，出现犹如头、足般的块状肠型蠕动。

上三味，以水五升，煮取二升，分温三服；若强人煮取二升半，分温三服，服后如人行四五里，进一服。

寒气厥逆①，赤丸主之。（16）

赤丸方

茯苓四两　乌头二两（炮）　半夏四两，洗，一方用桂　细辛一两，《千金》作人参

上四味，末之，内真朱为色，炼蜜丸如麻子大，先食酒饮下三丸，日再夜一服；不知，稍增之，以知为度。

腹痛，脉弦而紧，弦则卫气不行，即恶寒，紧则不欲食，邪正相搏，即为寒疝。绕脐痛，若发则白汗②出，手足厥冷，其脉沉弦者，大乌头煎主之。（17）

寒疝腹中痛，及胁痛里急者，当归生姜羊肉汤主之。（18）

当归生姜羊肉汤方

当归三两　生姜五两　羊肉一斤

上三味，以水八升，煮取三升，温服七合，

---

① 厥逆：这里并言症状与病机，犹如《伤寒论·辨太阳病脉证并治》第337条所指出："凡厥者阴阳气不相顺接，便为厥；逆者，手足逆冷者是也。"

② 白汗：剧痛时出的冷汗。

日三服。若寒多者，加生姜成一斤；痛多而呕者，加橘皮二两、白术一两。加生姜者，亦加水五升，煮取三升二合，服之。

寒疝腹中痛，逆冷，手足不仁，若身疼痛，灸刺诸药不能治，抵当①乌头桂枝汤主之。（19）

脉数而滑者，实也，此有宿食，下之愈，宜大承气汤。（22）

下利不欲食者，有宿食也，当下之，宜大承气汤。（23）

宿食在上脘，当吐之，宜瓜蒂散。（24）

瓜蒂散

瓜蒂一分，熬黄　赤小豆一分，煮

上二味，杵为散，以香豉七合煮取汁，和散一钱匕，温服之，不吐者，少加之，以快吐为度而止。亡血及虚者不可与之。

脉紧如转索无常者，有宿食也。（25）

五脏风寒积聚病脉证并治第十一

肝着②，其人常欲蹈其胸上③，先未苦时，但欲

① 抵当："只宜"之意。
② 肝着（zhuó）：肝经气血郁滞，着而不行所致之病证。着，本义为附着、依附，此处引申为留滞之意。
③ 蹈其胸上：蹈，原为足踏之意，此处指用手推揉按压，甚则捶打胸部。

饮热，旋覆花汤主之。臣亿等校诸本旋覆花汤方，皆同。(7)

旋覆花汤方

旋覆花三两　葱十四茎　新绛少许

上三味，以水三升，煮取一升，顿服之。

趺阳脉浮而涩，浮则胃气强，涩则小便数，浮涩相搏，大便则硬，其脾为约①，麻子仁丸主之。(15)

肾着之病，其人身体重，腰中冷，如坐水中，形如水状，反不渴，小便自利，饮食如故，病属下焦，身劳汗出，衣一作表里冷湿，久久得之，腰以下冷痛，腹重如带五千钱，甘姜苓术汤主之。(16)

甘草干姜茯苓白术汤方

甘草　白术各二两　干姜　茯苓各四两

上四味，以水五升，煮取三升，分温三服，腰中即温。

师曰：热在上焦者，因咳为肺痿；热在中焦者，则为坚②；热在下焦者，则尿血，亦令淋秘③不

---

① 其脾为约：指胃强脾弱，脾被胃所约束。

② 坚：指大便坚硬。

③ 淋秘：淋指小便滴沥涩痛，秘指小便闭塞不通。

通，大肠有寒者，多鹜溏①；有热者，便肠垢②。小肠有寒者，其人下重便血，有热者，必痔。（19）

问曰：病有积、有聚、有䅽气③，何谓也？师曰：积者，脏病也，终不移；聚者，腑病也，发作有时，展转痛移，为可治；䅽气者，胁下痛，按之则愈，复发为䅽气。（20）

痰饮咳嗽病脉证并治第十二

问曰：夫饮有四，何谓也？师曰：有痰饮，有悬饮，有溢饮，有支饮。（1）

问曰：四饮何以为异？师曰：其人素盛今瘦④，水走肠间，沥沥有声⑤，谓之痰饮。饮后水流在胁下，咳唾引痛，谓之悬饮。饮水流行，归于四肢，当汗出而不汗出，身体疼重，谓之溢饮。咳逆倚息⑥，短气不得卧，其形如肿，谓之支饮。（2）

---

① 鹜溏：鹜即鸭。鹜溏，即鸭溏，形容大便如鸭之大便，水粪杂下。

② 肠垢：指大便黏滞垢腻。

③ 䅽气：指水谷之气停积留滞，土壅侮木，肝气郁结的疾病。

④ 素盛今瘦：谓痰饮病人在未病之前身体丰满，既病之后身体消瘦。

⑤ 沥沥有声：水饮在肠间流动时所发出的声音。

⑥ 咳逆倚息：咳嗽气逆，不能平卧，须倚床呼吸。

夫心下有留饮，其人背寒冷如手大。（8）

留饮者，胁下痛引缺盆，咳嗽则辄已①。一作转甚。（9）

胸中有留饮，其人短气而渴，四肢历节痛。脉沉者，有留饮。（10）

膈上病痰，满喘咳吐，发则寒热，背痛腰疼，目泣②自出，其人振振身瞤③剧，必有伏饮④。（11）

夫病人饮水多，必暴喘满。凡食少饮多，水停心下。甚者则悸，微者短气。脉双弦⑤者寒也，皆大下后善虚。脉偏弦⑥者饮也。（12）

病痰饮者，当以温药和之。（15）

心下有痰饮，胸胁支满⑦，目眩，苓桂术甘汤主之。（16）

苓桂术甘汤方

茯苓四两　桂枝三两　白术三两　甘草二两

---

① 咳嗽则辄已：即咳嗽时疼痛更加剧烈。辄已作转甚、加剧解。

② 目泣：眼睛流泪。

③ 振振身瞤：形容身体震颤动摇，不能自主。

④ 伏饮：潜伏于体内，根深蒂固，难于攻除，伺机而发的一种饮病。

⑤ 双弦：左右两手脉象皆弦。

⑥ 偏弦：左手或右手脉象见弦。

⑦ 胸胁支满：胸胁有支撑胀满感。

中医经典条文
速查速记

上四味，以水六升，煮取三升，分温三服，小便则利。

夫短气有微饮①，当从小便去之，苓桂术甘汤主之；肾气丸亦主之。（17）

病者脉伏②，其人欲自利③，利反快，虽利，心下续坚满④，此为留饮欲去故也，甘遂半夏汤主之。（18）

甘遂半夏汤方

甘遂大者，三枚　半夏十二枚，以水一升，煮取半升，去滓　芍药五枚　甘草如指大一枚，炙，一本作无

上四味，以水二升，煮取半升，去滓，以蜜半升，和药汁煎取八合，顿服之。

病悬饮者，十枣汤主之。（22）

十枣汤方

芫花熬　甘遂　大戟各等分

上三味，捣筛，以水一升五合，先煮肥大枣十枚，取八合，去滓，内药末。强人服一钱匕，羸人服半钱，平旦温服之；不下者，明日更加半钱。

---

① 微饮：饮邪之轻微者。
② 脉伏：脉象重按着骨始得，细而有力。
③ 自利：不用攻下药而大便自行下利。
④ 续坚满：心下仍然有坚满之症。

得快下后，糜粥自养。

病溢饮者，当发其汗，大青龙汤主之；小青龙汤亦主之。（23）

膈间支饮，其人喘满，心下痞坚，面色黧黑[1]，其脉沉紧，得之数十日，医吐下之不愈，木防己汤主之。虚者[2]即愈，实者[3]三日复发，复与不愈者，宜木防己汤去石膏加茯苓芒硝汤主之。（24）

木防己汤方

木防己三两　　石膏十二枚，如鸡子大　桂枝二两　人参四两

上四味，以水六升，煮取二升，分温再服。

木防己去石膏加茯苓芒硝汤方

木防己　桂枝各二两　人参　茯苓各四两　芒硝三合

上五味，以水六升，煮取二升，去滓，内芒硝，再微煎。分温再服，微利则愈。

心下有支饮，其人苦冒眩[4]，泽泻汤主之。（25）

---

① 黧黑：黑而晦暗。

② 虚者：此指痞结虚软。

③ 实者：此指坚结成实。

④ 冒眩：冒，如有物冒蔽之意；眩，视物旋转。冒眩，即头昏目眩。

泽泻汤方

泽泻五两　白术二两

上二味，以水二升，煮取一升，分温再服。

支饮胸满者，厚朴大黄汤主之。（26）

厚朴大黄汤方

厚朴一尺　大黄六两　枳实四枚

上三味，以水五升，煮取二升，分温再服。

支饮不得息，葶苈大枣泻肺汤主之。（27）

呕家本渴，渴者为欲解；今反不渴，心下有支饮故也，小半夏汤主之。《千金》云：小半夏加茯苓汤。（28）

小半夏汤方

半夏一升　生姜半斤

上二味，以水七升，煮取一升半，分温再服。

腹满，口舌干燥，此肠间有水气，己椒苈黄丸主之。（29）

防己椒目葶苈大黄丸方

防己　椒目　葶苈熬　大黄各一两

上四味，末之，蜜丸如梧子大。先食饮服一丸，日三服，稍增，口中有津液。渴者，加芒硝半两。

卒呕吐，心下痞，膈间有水，眩悸者，小半夏加茯苓汤主之。（30）

小半夏加茯苓汤方

半夏一升　生姜半斤　茯苓三两，一法四两

上三味，以水七升，煮取一升五合，分温再服。

假令瘦人脐下有悸，吐涎沫而癫眩①，此水也，五苓散主之。（31）

《外台》茯苓饮：治心胸中有停痰宿水，自吐出水后，心胸间虚，气满不能食，消痰气，令能食。

茯苓　人参　白术各三两　枳实二两　橘皮二两半　生姜四两

上六味，水六升，煮取一升八合，分温三服，如人行八九里进之。

咳逆倚息不得卧，小青龙汤主之。（35）

青龙汤下已，多唾口燥，寸脉沉，尺脉微，手足厥逆，气从小腹上冲胸咽，手足痹，其面翕热如醉状，因复下流阴股，小便难，时复冒者，与茯苓桂枝五味甘草汤，治其气冲。（36）

---

① 癫眩：癫，当作"颠"，《说文》："颠，顶也。"头位于身体之顶部，故癫眩即头目眩晕之意。

冲气即低，而反更咳，胸满者，用桂苓五味甘草汤，去桂加干姜、细辛，以治其咳满。（37）

苓甘五味姜辛汤方

茯苓四两　甘草　干姜　细辛各三两　五味子半升

上五味，以水八升，煮取三升，去滓。温服半升，日三服。

咳满即止，而更复渴，冲气复发者，以细辛、干姜为热药也。服之当遂渴，而渴反止者，为支饮也。支饮者，法当冒，冒者必呕，呕者复内半夏，以去其水。（38）

水去呕止，其人形肿者，加杏仁主之。其证应内麻黄，以其人遂痹，故不内之。若逆而内之者，必厥。所以然者，以其人血虚，麻黄发其阳故也。（39）

若面热如醉，此为胃热上冲，熏其面，加大黄以利之。（40）

消渴小便不利淋病脉证并治第十三

男子消渴，小便反多，以饮一斗，小便一斗，肾气丸主之。（3）

渴欲饮水不止者，文蛤散主之。（6）

小便不利者，有水气[1]，其人若渴，用栝楼瞿
麦丸主之。（10）

栝楼瞿麦丸方

栝楼根二两　茯苓　薯蓣各三两　附子一枚，
炮　瞿麦一两

上五味，末之，炼蜜丸梧子大。饮服三丸，
日三服，不知，增至七八丸，以小便利，腹中温
为知。

小便不利，蒲灰散主之，滑石白鱼散、茯苓
戎盐汤并主之。（11）

蒲灰散方

蒲灰七分　滑石三分

上二味，杵为散，饮服方寸匕，日三服。

滑石白鱼散方

滑石二分　乱发二分，烧　白鱼二分

上三味，杵为散，饮服方寸匕，日三服。

茯苓戎盐汤方

茯苓半斤　白术二两　戎盐弹丸大一枚

上三味，先将茯苓、白术煎成，入戎盐，再
煎，分温三服。

中医经典条文
速查速记

---

[1] 水气：此指水湿之邪。

水气病脉证并治第十四

师曰：病有风水、有皮水、有正水、有石水、有黄汗。风水，其脉自浮，外证骨节疼痛，恶风；皮水，其脉亦浮，外证胕肿①，按之没指，不恶风，其腹如鼓，不渴，当发其汗；正水，其脉沉迟，外证自喘；石水，其脉自沉，外证腹满不喘；黄汗，其脉沉迟，身发热，胸满，四肢头面肿，久不愈，必致痈脓。（1）

寸口脉沉滑者，中有水气，面目肿大，有热，名曰风水。视人之目窠上微拥②，如蚕新卧起状，其颈脉③动，时时咳，按其手足上，陷而不起者，风水。（3）

太阳病，脉浮而紧，法当骨节疼痛，反不疼，身体反重而酸，其人不渴，汗出即愈，此为风水。恶寒者，此为极虚，发汗得之。渴而不恶寒者，此为皮水。身肿而冷，状如周痹④，胸中窒，不能食，反聚痛，暮躁不得眠，此为黄汗，痛在骨节。咳而喘，不渴者，此为肺胀，其状如肿，发汗即愈。然

---

① 胕（fū）肿：胕，通"肤"。胕肿，指肌肤浮肿。

② 目窠上微拥：指眼胞微肿。

③ 颈脉：指足阳明人迎脉，在喉结两旁。

④ 周痹：病名，以全身上下游走性疼痛为主症。

诸病此者，渴而下利，小便数者，皆不可发汗。（4）

里水者，一身面目黄肿，其脉沉，小便不利，故令病水。假如小便自利，此亡津液，故令渴也。越婢加术汤主之。（5）

脉得诸沉，当责有水，身体肿重。水病脉出[①]者死。（10）

夫水病人，目下有卧蚕，面目鲜泽，脉伏，其人消渴。病水腹大，小便不利，其脉沉绝者，有水，可下之。（11）

师曰：诸有水者，腰以下肿，当利小便；腰以上肿，当发汗乃愈。（18）

问曰：病有血分水分，何也？师曰：经水前断，后病水，名曰血分，此病难治；先病水，后经水断，名曰水分，此病易治。何以故？去水，其经自下。（20）

风水，脉浮身重，汗出恶风者，防己黄芪汤主之。腹痛加芍药。（22）

风水恶风，一身悉肿，脉浮不渴，续自汗出，无大热，越婢汤主之。（23）

越婢汤方

麻黄六两　　石膏半斤　　生姜三两　　大枣十五

○

中医经典条文速查速记

---

① 脉出：指脉象浮而散大无根。

枚　甘草二两

上五味，以水六升，先煮麻黄，去上沫，内诸药，煮取三升，分温三服。恶风者加附子一枚炮。风水加术四两。

皮水为病，四肢肿，水气在皮肤中，四肢聂聂动①者，防己茯苓汤主之。（24）

防己茯苓汤方

防己三两　黄芪三两　桂枝三两　茯苓六两　甘草二两

上五味，以水六升，煮取二升，分温三服。

里水，越婢加术汤主之，甘草麻黄汤亦主之。（25）

甘草麻黄汤方

甘草二两　麻黄四两

上二味，以水五升，先煮麻黄，去上沫，内甘草，煮取三升。温服一升，重覆汗出，不汗，再服。慎风寒。

水之为病，其脉沉小，属少阴；浮者为风，无水虚胀者为气；水，发其汗即已。脉沉者，宜麻黄附子汤；浮者，宜杏子汤。（26）

---

① 聂聂动：形容动而轻微。

麻黄附子汤方

麻黄三两　甘草二两　附子一枚，炮

上三味，以水七升，先煮麻黄，去上沫，内诸药，煮取二升半。温服八分，日三服。

厥而皮水者，蒲灰散主之。（27）

问曰：黄汗之为病，身体肿一作重，发热汗出而渴，状如风水，汗沾衣，色正黄如柏汁，脉自沉，何从得之？师曰：以汗出入水中浴，水从汗孔入得之，宜芪芍桂酒汤主之。（28）

黄芪芍药桂枝苦酒汤方

黄芪五两　芍药三两　桂枝三两

上三味，以苦酒一升，水七升，相和，煮取三升，温服一升，当心烦，服至六七日乃解。若心烦不止者，以苦酒阻故也。

黄汗之病，两胫自冷；假令发热，此属历节。食已汗出，又身常暮盗汗出者，此劳气也。若汗出已反发热者，久久其身必甲错；发热不止者，必生恶疮。若身重，汗出已辄轻者，久久必身瞤，瞤即胸中痛。又从腰以上必汗出，下无汗，腰髋弛痛，如有物在皮中状，剧者不能食，身疼重，烦躁，小便不利，此为黄汗，桂枝加黄芪汤主之。（29）

气分，心下坚大如盘，边如旋杯，水饮所作。

桂枝去芍药加麻辛附子汤主之。(31)

桂枝去芍药加麻黄细辛附子汤方

桂枝三两　生姜三两　甘草二两　大枣十二枚　麻黄　细辛各二两　附子一枚,炮

上七味,以水七升,煮麻黄,去上沫,内诸药,煮取二升。分温三服,当汗出,如虫行皮中,即愈。

心下坚大如盘,边如旋盘,水饮所作,枳术汤主之。(32)

枳术汤方

枳实七枚　白术二两

上二味,以水五升,煮取三升,分温三服,腹中软,即当散也。

黄疸病脉证并治第十五

寸口脉浮而缓,浮则为风,缓则为痹。痹非中风,四肢苦烦[1],脾色必黄,瘀热以行。(1)

趺阳脉紧而数,数则为热,热则消谷,紧则为寒,食即为满。尺脉浮为伤肾。趺阳脉紧为伤脾。风寒相搏,食谷即眩,谷气不消,胃中苦

―――――――――

[1] 苦烦:重滞不舒之意。

浊①，浊气下流，小便不通，阴被其寒②，热流膀胱，身体尽黄，名曰谷疸。额上黑，微汗出，手足中热，薄暮即发，膀胱急，小便自利，名曰女劳疸。腹如水状不治。心中懊侬而热，不能食，时欲吐，名曰酒疸。（2）

师曰：病黄疸，发热烦喘，胸满口燥者，以病发时，火劫其汗③，两热所得④。然黄家所得，从湿得之。一身尽发热而黄，肚热⑤，热在里，当下之。（8）

谷疸之为病，寒热不食，食即头眩，心胸不安，久久发黄，为谷疸，茵陈蒿汤主之。（13）

茵陈蒿汤方

茵陈蒿六两　栀子十四枚　大黄二两

上三味，以水一斗，先煮茵陈，减六升，内二味，煮取三升，去滓，分温三服。小便当利，尿如皂角汁状，色正赤，一宿腹减，黄从小便去也。

黄家日晡所发热，而反恶寒，此为女劳得之。

---

① 苦浊："苦"作"病"解，"浊"指湿热，下文"浊气"亦为湿热。

② 阴被其寒：谓太阴脾经受寒生湿。

③ 火劫其汗：指用艾灸、温针或熏法强迫出汗。

④ 两热所得：指火与热相互搏结。

⑤ 肚热：即腹中热。

膀胱急，少腹满，身尽黄，额上黑，足下热，因作黑疸。其腹胀如水状，大便必黑，时溏，此女劳之病，非水也。腹满者难治，用硝石矾石散主之。（14）

酒黄疸，心中懊侬，或热痛，栀子大黄汤主之。（15）

栀子大黄汤方

栀子十四枚　大黄一两　枳实五枚　豉一升

上四味，以水六升，煮取二升，分温三服。

诸病黄家，但利其小便；假令脉浮，当以汗解之，宜桂枝加黄芪汤主之。（16）

黄疸病，茵陈五苓散主之。一本云茵陈汤及五苓散并主之。（18）

茵陈五苓散方

茵陈蒿末十分　五苓散五分

上二物和，先食饮方寸匕，日三服。

黄疸腹满，小便不利而赤，自汗出，此为表和里实，当下之，宜大黄硝石汤。（19）

诸黄，腹痛而呕者，宜柴胡汤。（21）

男子黄，小便自利，当与虚劳小建中汤。（22）

惊悸吐衄下血胸满瘀血病脉证治第十六

病人胸满，唇痿舌青，口燥，但欲漱水不欲咽，无寒热，脉微大来迟，腹不满，其人言我满，为有瘀血。（10）

火邪者，桂枝去芍药加蜀漆牡蛎龙骨救逆汤主之。（12）

心下悸者，半夏麻黄丸主之。（13）

半夏麻黄丸方

半夏　麻黄等分

上二味，末之，炼蜜和丸，小豆大，饮服三丸，日三服。

吐血不止者，柏叶汤主之。（14）

柏叶汤方

柏叶　干姜各三两　艾三把

上三味，以水五升，取马通汁一升，合煮，取一升，分温再服。

下血，先便后血，此远血也，黄土汤主之。（15）

黄土汤方

甘草　干地黄　白术　附子炮　阿胶　黄芩各三两　灶中黄土半斤

上七味，以水八升，煮取三升，分温二服。

下血，先血后便，此近血也，赤小豆当归散主之。(16)

心气不足^①，吐血，衄血，泻心汤主之。(17)

泻心汤方

大黄二两　黄连　黄芩各一两

上三味，以水三升，煮取一升，顿服之。

呕吐哕下利病脉证治第十七

夫呕家有痈脓，不可治呕，脓尽自愈。(1)

先呕却渴者，此为欲解。先渴却呕者，为水停心下，此属饮家。呕家本渴，今反不渴者，以心下有支饮故也，此属支饮。(2)

问曰：病人脉数，数为热，当消谷引食，而反吐者，何也？师曰：以发其汗，令阳气微，膈气^②虚，脉乃数，数为客热^③，不能消谷，胃中虚冷故也。脉弦者虚也，胃气无余，朝食暮吐，变为胃

---

① 心气不足：《千金要方》作"心气不定"。宜从，即心烦不安之意。

② 膈气：指胸中宗气。

③ 客热：虚热或假热，是相对实热、真热而言。

反①。寒在于上，医反下之，今脉反弦，故名曰虚。（3）

趺阳脉浮而涩，浮则为虚，涩则伤脾，脾伤则不磨，朝食暮吐，暮食朝吐，宿谷不化，名曰胃反。脉紧而涩，其病难治。（5）

病人欲吐者，不可下之。（6）

呕而胸满者，茱萸汤主之。（8）

茱萸汤方

吴茱萸一升　人参三两　生姜六两　大枣十二枚

上四味，以水五升，煮取三升。温服七合，日三服。

呕而肠鸣，心下痞者，半夏泻心汤主之。（10）

半夏泻心汤方

半夏半升，洗　黄芩　干姜　人参各三两　黄连一两　大枣十二枚　甘草三两，炙

上七味，以水一斗，煮取六升，去滓，再煮，取三升，温服一升，日三服。

诸呕吐，谷不得下者，小半夏汤主之。（12）

呕吐而病在膈上，后思水者，解，急与之。思水者，猪苓散主之。（13）

胃反呕吐者，大半夏汤主之。（16）

———————————————

① 胃反：亦称"反胃"，指朝食暮吐、暮食朝吐的病证。

大半夏汤方

半夏二升，洗完用　人参三两　白蜜一升

上三味，以水一斗二升，和蜜扬之二百四十遍，煮药，取二升半，温服一升，余分再服。

食已即吐者，大黄甘草汤主之。（17）

大黄甘草汤方

大黄四两　甘草一两

上二味，以水三升，煮取一升，分温再服。

胃反，吐而渴欲饮水者，茯苓泽泻汤主之。（18）

茯苓泽泻汤方

茯苓半斤　泽泻四两　甘草二两　桂枝二两　白术三两　生姜四两

上六味，以水一斗，煮取三升，内泽泻，再煮取二升半，温服八合，日三服。

干呕吐逆，吐涎沫，半夏干姜散主之。（20）

半夏干姜散方

半夏　干姜各等分

上二味，杵为散，取方寸匕，浆水一升半，煎取七合，顿服之。

病人胸中似喘不喘，似呕不呕，似哕不哕，

彻心中愦愦然无奈①者，生姜半夏汤主之。（21）

生姜半夏汤方

半夏半斤　生姜汁一升

上二味，以水三升，煮半夏，取二升，内生姜汁，煮取一升半，小冷，分四服。日三夜一服。止，停后服。

干呕，哕，若手足厥者，橘皮汤主之。（22）

橘皮汤方

橘皮四两　生姜半斤

上二味，以水七升，煮取三升。温服一升，下咽即愈。

哕逆者，橘皮竹茹汤主之。（23）

橘皮竹茹汤方

橘皮二升　竹茹二升　大枣三十枚　人参一两　生姜半斤　甘草五两

上六味，以水一斗，煮取三升，温服一升，日三服。

下利气者，当利其小便。（31）

下利，脉沉而迟，其人面少赤，身有微热，

---

① 彻心中愦愦然无奈：自觉胸胃烦闷不已，有无可奈何之状。彻，通彻之意；心中，指胸胃。

下利清谷者，必郁冒①，汗出而解。病人必微厥，所以然者，其面戴阳，下虚故也。（34）

下利，三部脉皆平，按之心下坚者，急下之，宜大承气汤。（37）

下利肺痛，紫参汤主之。（46）

气利，诃梨勒散主之。（47）

疮痈肠痈浸淫病脉证并治第十八

诸浮数脉，应当发热，而反洒淅恶寒，若有痛处，当发其痈。（1）

师曰：诸痈肿，欲知有脓无脓，以手掩肿上，热者为有脓，不热者为无脓。（2）

肠痈之为病，其身甲错②，腹皮急，按之濡，如肿状，腹无积聚，身无热，脉数，此为腹内有痈脓，薏苡附子败酱散主之。（3）

薏苡附子败酱散方

薏苡仁十分　附子二分　败酱五分

上三味，杵为末，取方寸匕，以水二升，煎减半，顿服。小便当下。

---

① 郁冒：头昏眼花，郁闷不舒。郁，郁闷不舒；冒，头昏目不明，如有物冒蔽。

② 身甲错：即肌肤甲错。

肠痈者，少腹肿痞，按之即痛如淋，小便自调，时时发热，自汗出，复恶寒。其脉迟紧者，脓未成，可下之，当有血。脉洪数者，脓已成，不可下也。大黄牡丹汤主之。（4）

大黄牡丹汤方

大黄四两　牡丹一两　桃仁五十个　瓜子半升　芒硝三合

上五味，以水六升，煮取一升，去滓，内芒硝，再煎沸。顿服之，有脓当下，如无脓，当下血。

病金疮，王不留行散主之。（6）

趺蹶手指臂肿转筋阴狐疝蛔虫病脉证治第十九

阴狐疝气①者，偏有小大，时时上下，蜘蛛散主之。（4）

蛔虫之为病，令人吐涎，心痛，发作有时。毒药不止，甘草粉蜜汤主之。（6）

---

① 阴狐疝气：简称"狐疝"，指腹股沟处阴囊肿大、时有时无、时上时下的病证，如狐之出没无定。

妇人妊娠病脉证并治第二十

师曰：妇人得平脉^①，阴脉小弱^②，其人渴，不能食，无寒热，名妊娠，桂枝汤主之。方见下利中。于法六十日当有此证，设有医治逆^③者，却一月，加吐下者，则绝之。（1）

妇人宿有癥病^④，经断未及三月，而得漏下不止，胎动在脐上者，为癥痼害。妊娠六月动者，前三月经水利时，胎也。下血者，后断三月，衃^⑤也。所以血不止者，其癥不去故也，当下其癥，桂枝茯苓丸主之。（2）

桂枝茯苓丸方

桂枝　茯苓　牡丹去心　桃仁去皮尖，熬　芍药各等分

上五味，末之，炼蜜和丸，如兔屎大，每日食前服一丸，不知，加至三丸。

妇人怀娠六七月，脉弦发热，其胎愈胀，腹

金匮要略

◎

195

---

① 平脉：平和无病之脉。

② 阴脉小弱：即尺脉稍显弱象。阴脉，指尺脉。小，通"稍"。

③ 治逆：误治。

④ 癥病：腹内有瘀阻积聚形成包块的疾病。

⑤ 衃（pēi）：一般指色紫而暗的瘀血，此作为病的互辞。

痛恶寒者，少腹如扇，所以然者，子脏开故也，当以附子汤温其脏。（3）

师曰：妇人有漏下①者，有半产②后因续下血都不绝者，有妊娠下血者，假令妊娠腹中痛，为胞阻③，胶艾汤主之。（4）

芎归胶艾汤方

芎䓖　阿胶　甘草各二两　艾叶　当归各三两　芍药四两　干地黄四两

上七味，以水五升，清酒三升，合煮，取三升，去滓，内胶，令消尽。温服一升，日三服，不差更作。

妇人怀娠，腹中㽲痛④，当归芍药散主之。（5）

当归芍药散方

当归三两　芍药一斤　茯苓四两　白术四两　泽泻半斤　芎䓖半斤，一作三两

上六味，杵为散，取方寸匕，酒和，日三服。

妊娠呕吐不止，干姜人参半夏丸主之。（6）

----

① 漏下：妇女经血非时而下，淋漓不断如漏。

② 半产：即小产。

③ 胞阻：指妊娠下血伴腹痛的病证。

④ 㽲（jiǎo）痛：腹中急痛。

干姜人参半夏丸方

干姜　人参各一两　半夏二两

上三味，末之，以生姜汁糊为丸，如梧子大，饮服十丸，日三服。

妊娠小便难，饮食如故，当归贝母苦参丸主之。(7)

当归贝母苦参丸方

当归　贝母　苦参各四两

上三味，末之，炼蜜丸如小豆大。饮服三丸，加至十丸。

妊娠有水气，身重，小便不利，洒淅恶寒，起即头眩，葵子茯苓散主之。(8)

葵子茯苓散方

葵子一斤　茯苓三两

上二味，杵为散，饮服方寸匕，日三服，小便利则愈。

妇人妊娠，宜常服当归散主之。(9)

当归散方

当归　黄芩　芍药　芎䓖各一斤　白术半斤

上五味，杵为散，酒饮服方寸匕，日再服。妊娠常服即易产，胎无疾苦。产后百病悉主之。

妊娠养胎，白术散主之。(10)

白术散方

白术四分　芎䓖四分　蜀椒三分，去汗　牡蛎
二分

上四味，杵为散，酒服一钱匕，日三服，夜
一服。但苦痛，加芍药；心下毒痛，倍加芎䓖；心
烦吐痛，不能食饮，加细辛一两，半夏大者二十
枚。服之后，更以醋浆水服之。若呕，以醋浆水服
之复不解者，小麦汁服之；已后渴者，大麦粥服
之。病虽愈，服之勿置。

妇人产后病脉证治第二十一

问曰：新产妇人有三病，一者病痉，二者病
郁冒，三者大便难，何谓也？师曰：新产血虚，多
汗出，喜中风，故令病痉；亡血复汗，寒多，故令
郁冒；亡津液，胃燥①，故大便难。(1)

产后腹中疞痛，当归生姜羊肉汤主之，并治
腹中寒疝，虚劳不足。(4)

产后腹痛，烦满不得卧，枳实芍药散主之。
(5)

---

① 胃燥："胃"泛指胃与肠。由于津液耗伤，胃肠失润而
致结成实。

枳实芍药散方

枳实烧令黑，勿太过　芍药等分

上二味，杵为散，服方寸匕，日三服。并主痈脓，以麦粥下之。

师曰：产妇腹痛，法当以枳实芍药散，假令不愈者，此为腹中有干血着脐下，宜下瘀血汤主之。亦主经水不利。（6）

产后七八日，无太阳证，少腹坚痛，此恶露[①]不尽；不大便，烦躁发热，切脉微实，再倍发热，日晡时烦躁者，不食，食则谵语，至夜即愈，宜大承气汤主之。热在里，结在膀胱[②]也。方见痓病中。（7）

产后风，续之数十日不解，头微痛，恶寒，时时有热，心下闷，干呕，汗出，虽久，阳旦证[③]续在耳，可与阳旦汤。即桂枝汤。方见下利中。（8）

产后中风发热，面正赤，喘而头痛，竹叶汤主之。（9）

竹叶汤方

竹叶一把　葛根三两　防风　桔梗　桂枝

① 恶露：分娩后阴道流出的余血浊液。

② 膀胱：这里泛指下焦。

③ 阳旦证：成无己云："阳旦，桂枝之别名也。"故阳旦证即桂枝汤证，此处指太阳中风表证。

人参　甘草各一两　附子一枚，炮　大枣十五枚
生姜五两

上十味，以水一斗，煮取二升半，分温三服，温覆使汗出。颈项强，用大附子一枚，破之如豆大，煎药扬去沫。呕者加半夏半升，洗。

妇人乳中①虚，烦乱呕逆，安中益气，竹皮大丸主之。（10）

竹皮大丸方

生竹茹二分　石膏二分　桂枝一分　甘草七分　白薇一分

上五味，末之，枣肉和丸，弹子大，以饮服一丸，日三夜二服。有热者，倍白薇；烦喘者，加柏实一分。

产后下利虚极，白头翁加甘草阿胶汤主之。（11）

白头翁加甘草阿胶汤方

白头翁二两　黄连　柏皮　秦皮各三两　甘草二两　阿胶二两

上六味，以水七升，煮取二升半，内胶，令消尽，分温三服。

———————————

① 乳中：乳，《脉经》作"产"。乳中谓在草蓐之中，亦即产后。

妇人杂病脉证并治第二十二

妇人咽中如有炙脔①，半夏厚朴汤主之。（5）

半夏厚朴汤方

半夏一升　厚朴三两　茯苓四两　生姜五两　干苏叶二两

上五味，以水七升，煮取四升。分温四服，日三夜一服。

妇人脏躁，喜悲伤欲哭，象如神灵所作，数欠伸，甘麦大枣汤主之。（6）

甘草小麦大枣汤方

甘草三两　小麦一升　大枣十枚

上三味，以水六升，煮取三升，温分三服。亦补脾气。

问曰：妇人年五十所，病下利，数十日不止，暮即发热，少腹里急，腹满，手掌烦热，唇口干燥，何也？师曰：此病属带下。何以故？曾经半产，瘀血在少腹不去。何以知之？其证唇口干燥，故知之。当以温经汤主之。（9）

温经汤方

吴茱萸三两　当归　芎䓖　芍药各二两　人

---

① 炙脔（luán）：肉切成块名脔，炙即烤肉块。

参　桂枝　阿胶　牡丹去心　生姜　甘草各二两　半夏半升　麦门冬一升，去心

上十二味，以水一斗，煮取三升，分温三服。亦主妇人少腹寒，久不受胎；兼取崩中去血，或月水来过多，及至期不来。

带下经水不利①，少腹满痛，经一月再见②者，土瓜根散主之。（10）

妇人陷经③，漏下黑不解，胶姜汤主之。（12）

妇人少腹满如敦④状，小便微难而不渴，生后⑤者，此为水与血并结在血室也，大黄甘遂汤主之。（13）

大黄甘遂汤方

大黄四两　甘遂二两　阿胶二两

上三味，以水三升，煮取一升，顿服之，其血当下。

妇人经水不利下，抵当汤主之。亦治男子膀胱满急有瘀血者。（14）

---

① 经水不利：月经行而不畅。

② 经一月再见：月经一月两潮。

③ 陷经：意指经气下陷，下血不止。

④ 敦（duì）：古代盛食物的器具，上下稍锐，中部肥大。

⑤ 生后：即"产后"。

妇人经水闭不利，脏坚癖不止，中有干血，下白物，矾石丸主之。（15）

妇人腹中诸疾痛，当归芍药散主之。（17）

妇人腹中痛，小建中汤主之。（18）

问曰：妇人病，饮食如故，烦热不得卧而反倚息者，何也？师曰：此名转胞[1]，不得溺也，以胞系了戾[2]，故致此病，但利小便则愈，宜肾气丸主之。（19）

肾气丸方

干地黄八两　薯蓣四两　山茱萸四两　泽泻三两　茯苓三两　牡丹皮三两　桂枝　附子炮，各一两

上八味，末之，炼蜜和丸梧子大，酒下十五丸，加至二十五丸，日再服。

蛇床子散方，温阴中坐药。（20）

少阴脉滑而数者，阴中即生疮，阴中蚀疮烂者，狼牙汤洗之。（21）

---

[1] 胞：通"脬"，即膀胱。

[2] 胞系了戾：胞系，指溺之系，即与排尿相关的组织或器官；了戾，缭乱屈曲之意。胞系了戾指膀胱之系缭绕不顺。

温病合集

温热论

温邪上受，首先犯肺，逆传心包。肺主气属卫，心主血属营，辨营卫气血虽与伤寒同，若论治法，则与伤寒大异也。（1）

盖伤寒之邪留恋在表，然后化热入里，温邪则热变最速。未传心包，邪尚在肺，肺主气，其合皮毛，故云在表。（2）

在表初用辛凉轻剂。挟风则加入薄荷、牛蒡之属，挟湿加芦根、滑石之流。或透风于热外，或渗湿于热下，不与热相搏，势必孤矣。（2）

不尔，风挟温热而燥生，清窍必干，为水主之气不能上荣，两阳相劫也；湿与温合，蒸郁而蒙蔽于上，清窍为之壅塞，浊邪害清也。其病有类伤寒，其验之之法，伤寒多有变证；温热虽久，在一经不移，以此为辨。（3）

前言辛凉散风，甘淡驱湿，若病仍不解，是渐欲入营也。（4）

营分受热，则血液受劫，心神不安，夜甚无寐，或斑点隐隐，即撤去气药。（4）

中医经典条文速查速记

如从风热陷入者，用犀角、竹叶之属；如从湿热陷入者，犀角、花露之品，参入凉血清热方中。若加烦躁，大便不通，金汁亦可加入，老年或平素有寒者，以人中黄代之，急急透斑为要。（4）

若斑出热不解者，胃津亡也，主以甘寒，重则如玉女煎，轻则如梨皮、蔗浆之类。或其人肾水素亏，虽未及下焦，先自彷徨矣，必验之于舌。如甘寒之中加入咸寒，务在先安未受邪之地，恐其陷入易易耳。（5）

若其邪始终在气分流连者，可冀其战汗透邪，法宜益胃，令邪与汗并，热达腠开，邪从汗出。解后胃气空虚，当肤冷一昼夜，待气还，自温暖如常矣。盖战汗而解，邪退正虚，阳从汗泄，故渐肤冷，未必即成脱证。此时宜令病者，安舒静卧，以养阳气来复。旁人切勿惊惶，频频呼唤，扰其元神，使其烦躁。（6）

但诊其脉，若虚软和缓，虽倦卧不语，汗出肤冷，却非脱证；若脉急疾，躁扰不卧，肤冷汗出，便为气脱之证矣。（6）

再论气病有不传血分，而邪留三焦，亦如伤寒中少阳病也。彼则和解表里之半，此则分消上下之势，随证变法，如近时杏、朴、苓等类，或如温

胆汤之走泄。因其仍在气分，犹可望其战汗之门户，转疟之机括。（7）

大凡看法，卫之后方言气，营之后方言血。在卫汗之可也，到气才可清气，入营犹可透热转气，如犀角、玄参、羚羊角等物，入血就恐耗血动血，直须凉血散血，如生地、丹皮、阿胶、赤芍等物。否则前后不循缓急之法，虑其动手便错，反致慌张矣。（8）

且吾吴湿邪害人最广，如面色白者，须要顾其阳气，湿胜则阳微也，法应清凉，然到十分之六七，即不可过于寒凉，恐成功反弃，何以故耶？湿热一去，阳亦衰微也；面色苍者，须要顾其津液，清凉到十分之六七，往往热减身寒者，不可就云虚寒而投补剂，恐炉烟虽熄，灰中有火也，须细察精详，方少少与之，慎不可直率而往也。（9）

又有酒客里湿素盛，外邪入里，里湿为合。在阳旺之躯，胃湿恒多；在阴盛之体，脾湿亦不少，其化热则一。热病救阴犹易，通阳最难。救阴不在血，而在津与汗；通阳不在温，而在利小便，然较之杂证，则有不同也。（9）

再论三焦不得从外解，必致成里结。里结于何？在阳明胃与肠也。亦须用下法，不可以气血之

中医经典条文速查速记

分，就不可下也。但伤寒邪热在里，劫烁津液，下之宜猛；此多湿邪内搏，下之宜轻。（10）

伤寒大便溏为邪已尽，不可再下；湿温病大便溏为邪未尽，必大便硬，慎不可再攻也，以粪燥为无湿矣。（10）

再人之体，脘在腹上，其地位处于中，按之痛，或自痛，或痞胀，当用苦泄，以其入腹近也。必验之于舌：或黄或浊，可与小陷胸肠或泻心汤，随证治之；或白不燥，或黄白相兼，或灰白不渴，慎不可乱投苦泄。（11）

其中有外邪未解，里先结者，或邪郁未伸，或素属中冷者，虽有脘中痞闷，宜从开泄，宣通气滞，以达归于肺，如近俗之杏、蔻、橘、桔等，是轻苦微辛，具流动之品可耳。（11）

再前云舌黄或浊，须要有地之黄，若光滑者，乃无形湿热中有虚象，大忌前法。（12）

其脐以上为大腹，或满或胀或痛，此必邪已入里矣，表证必无，或十只存一。亦要验之于舌，或黄甚，或如沉香色，或如灰黄色，或老黄色，或中有断纹，皆当下之，如小承气汤，用槟榔、青皮、枳实、元明粉、生首乌等。若未见此等舌，不宜用此等法，恐其中有湿聚太阴为满，或寒湿错杂

为痛，或气壅为胀，又当以别法治之。（12）

再论其热传营，舌色必绛。绛，深红色也。
（14）

纯绛鲜泽者，包络受病也，宜犀角、鲜生地、
连翘、郁金、石菖蒲等。延之数日，或平素心虚有
痰，外热一陷，里络就闭，非菖蒲、郁金等所能
开，须用牛黄丸、至宝丹之类以开其闭，恐其昏厥
为痉也。（14）

又不拘何色，舌上生芒刺者，皆是上焦热极
也。（20）

再舌上白苔黏腻，吐出浊厚涎沫，口必甜味
也，为脾瘅①病。（22）

若舌白如粉而滑，四边色紫绛者，温疫病初
入膜原。（26）

凡斑疹初见，须用纸捻②照见胸背两胁。点大
而在皮肤之上者为斑，或云头隐隐，或琐碎小粒者
为疹，又宜见而不宜见多。按方书谓斑色红者属
胃热，紫者热极，黑者胃烂③，然亦必看外证所合，

---

① 脾瘅：过食肥甘之品而致湿热内生，蕴结于脾的一种
　　病证，以口甘而黏腻、吐浊厚涎沫为主证。
② 纸捻：指用纸条搓成的条状物，可以点燃以照明。
③ 胃烂：此处代表斑之病机，斑色黑为阳明胃热极甚，
　　故称胃烂。

方可断之。（27）

然斑属血者恒多，疹属气者不少。斑疹皆是邪气外露之象，发出宜神情清爽，为外解里和之意；如斑疹出而昏者，正不胜邪，内陷为患，或胃津内涸之故。（29）

再有一种白㾦，小粒如水晶色者，此湿热伤肺，邪虽出而气液枯也，必得甘药补之。或未至久延，伤及气液，乃湿郁卫分，汗出不彻之故，当理气分之邪。或白如枯骨者多凶，为气液竭也。（30）

再温热之病，看舌之后亦须验齿。齿为肾之余，龈为胃之络。热邪不燥胃津必耗肾液，且二经之血皆走其地，病深动血，结瓣于上。阳血者色必紫，紫如干漆；阴血者色必黄，黄如酱瓣。阳血若见，安胃为主；阴血若见，救肾为要。然豆瓣色者多险，若证还不逆者尚可治，否则难治矣。何以故耶？盖阴下竭阳上厥也。（31）

再妇人病温与男子同，但多胎前产后，以及经水适来适断。大凡胎前病，古人皆以四物加减用之，谓护胎为要，恐来害妊。如热极用井底泥，蓝布浸冷，覆盖腹上等，皆是保护之意，但亦要看其邪之可解处。用血腻之药不灵，又当省察，不可认板法。然须步步保护胎元，恐损正邪陷也。（35）

湿热病篇

湿热证，始恶寒，后但热不寒，汗出胸痞，舌白，口渴不引饮。（1）

此条乃湿热证之提纲也。湿热证属阳明太阴经者居多，中气实则病在阳明，中气虚则病在太阴。（1，自注）

病在二经之表者，多兼少阳三焦；病在二经之里者，每兼厥阴风木，以少阳厥阴同司相火，阳明太阴湿热内郁，郁甚则少火皆成壮火，而表里上下充斥肆逆，故是证最易耳聋干呕、发痉发厥。（1，自注）

太阴内伤，湿饮停聚，客邪再至，内外相引，故病湿热。此皆先有内伤，再感客邪，非由腑及脏之谓。（1，自注）

始恶寒者，阳为湿遏而恶寒，终非若伤寒伤于表之恶寒。（1，自注）

湿热之邪从表伤者十之一二，由口鼻入者十之八九，阳明为水谷之海，太阴为湿土之脏，故多由阳明太阴受病。（1，自注）

膜原者，外通肌肉，内近胃腑，即三焦之门户，实一身之半表半里也。（1，自注）

湿热证，恶寒，无汗，身重，头痛，湿在表

分，宜藿香、香薷、羌活、苍术皮、薄荷、牛蒡子等味。头不痛者，去羌活。（2）

湿热证，恶寒，发热，身重，关节疼痛，湿在肌肉，不为汗解，宜滑石、大豆黄卷、茯苓皮、苍术皮、藿香叶、鲜荷叶、白通草、桔梗等味。不恶寒者，去苍术皮。（3）

湿热证，三四日即口噤，四肢牵引拘急，甚则角弓反张，此湿热侵入经络脉隧中，宜鲜地龙、秦艽、威灵仙、滑石、苍耳子、丝瓜藤、海风藤、酒炒黄连等味。（4）

湿热证，壮热口渴，舌黄或焦红，发痉神昏，谵语或笑，邪灼心包，营血已耗，宜犀角、羚羊角、连翘、生地、元参、钩藤、银花露、鲜菖蒲、至宝丹等味。（5）

湿热证，寒热如疟，湿热阻遏膜原，宜柴胡、厚朴、槟榔、草果、藿香、苍术、半夏、干菖蒲、六一散等味。（8）

湿热证，数日后，脘中微闷，知饥不食，湿邪蒙绕三焦，宜藿香叶、薄荷叶、鲜荷叶、枇杷叶、佩兰叶、芦尖、冬瓜仁等味。（9）

湿热证，初起发热，汗出，胸痞，口渴，舌白，湿伏中焦，宜藿梗、蔻仁、杏仁、枳壳、桔

梗、郁金、苍术、厚朴、草果、半夏、干菖蒲、佩兰叶、六一散等味。（10）

湿热证，数日后自利，溺赤，口渴，湿流下焦，宜滑石、猪苓、茯苓、泽泻、萆薢、通草等味。（11）

湿热证，舌遍体白，口渴，湿滞阳明，宜用辛开，如厚朴、草果、半夏、干菖蒲等味。（12）

湿热证，舌根白，舌尖红，湿渐化热，余湿犹滞，宜辛泄佐清热，如蔻仁、半夏、干菖蒲、大豆黄卷、连翘、绿豆衣、六一散等味。（13）

凭验舌以投剂，为临证时要诀。（13，自注）

湿热证，初起即胸闷不知人，瞀乱①大叫痛，湿热阻闭中上二焦。宜草果、槟榔、鲜菖蒲、芫荽、六一散各重用，或加皂角，地浆水②煎。（14）

湿热证，四五日，口大渴，胸闷欲绝，干呕不止，脉细数，舌光如镜，胃液受劫，胆火上冲，宜西瓜汁、金汁、鲜生地汁、甘蔗汁、磨服郁金、木香、香附、乌药等味。（15）

湿热证，呕吐清水或痰多，湿热内留，木火

212

◎ 中医经典条文 遠查遠记

---

① 瞀（mào）乱：瞀，视物不明，甚至昏蒙。瞀乱为视物不明，心中闷乱，甚至神识昏蒙。

② 地浆水：把新汲水倒入约1米深的黄土坑，俟其沉淀后，取清液用。有清热解毒作用。

上逆。宜温胆汤加栝楼、碧玉散等味。（16）

湿热证，呕恶不止，昼夜不瘥，欲死者，肺胃不和，胃热移肺，肺不受邪也。宜用川连三四分，苏叶二三分，两味煎汤，呷①下即止。（17）

湿热证，咳嗽，昼夜不安，甚至喘不得眠者，暑邪入于肺络，宜葶苈、枇杷叶、六一散等味。（18）

湿热证，胸痞发热，肌肉微疼，始终无汗者，腠理暑邪内闭。宜六一散一两，薄荷叶三四分，泡汤调下，即汗解。（21）

湿热证，上下失血或汗血②，毒邪深入营分，走窜欲泄。宜大剂犀角、生地、赤芍、丹皮、连翘、紫草、茜根、银花等味。（33）

湿热证七八日，口不渴，声不出，与饮食亦不却，默默不语，神识昏迷，进辛开凉泄，芳香逐秽，俱不效，此邪入厥阴，主客浑受③，宜仿吴又

---

① 呷（xiā）：喝。

② 汗血：又称肌衄，指表络伤而血从肌肤而出。

③ 主客浑受："主"指阴阳、气血、脏腑、血脉等，也包括了患者体质虚弱或患慢性病证，导致精气亏耗，或气滞，或血瘀，或津伤等内在的病理基础。所谓"客"是指暑湿病邪。"主客浑受"即为暑湿病邪久留，乘精血正气亏耗衰微而深入阴分和血脉之中，并与瘀滞之气血互结，胶固难解，形成络脉凝瘀之顽疾。

可三甲散，醉地鳖虫、醋炒鳖甲、土炒穿山甲、生僵蚕、柴胡、桃仁泥等味。（34）

湿热证，壮热口渴，自汗，身重，胸痞，脉洪大而长者，此太阴之湿与阳明之热相合。宜白虎加苍术汤。（37）

湿热证，湿热伤气，四肢困倦，精神减少，身热气高，心烦溺黄，口渴自汗，脉虚者，用东垣清暑益气汤主治。（38）

温病条辨

上焦篇

温病者，有风温、有温热、有温疫、有温毒、有暑温、有湿温、有秋燥、有冬温、有温疟。（1）

风温者，初春阳气始开，厥阴行令，风夹温也。温热者，春末夏初，阳气弛张，温盛为热也。温疫者，厉气流行，多兼秽浊，家家如是，若役使然也。温毒者，诸温夹毒，秽浊太甚也。暑温者，正夏之时，暑病之偏于热者也。湿温者，长夏初秋，湿中生热，即暑病之偏于湿者也。秋燥者，秋金燥烈之气也。冬温者，冬应寒而反温，阳不潜藏，民病温也。温疟者，阴气先伤，又因于暑，阳

气独发也。（1，自注）

凡病温者，始于上焦，在手太阴。（2）

太阴之为病，脉不缓不紧而动数，或两寸独大，尺肤①热，头痛，微恶风寒，身热自汗，口渴，或不渴，而咳，午后热甚者，名曰温病。（3）

太阴风温、温热、温疫、冬温，初起恶风寒者，桂枝汤主之；但热不恶寒而渴者，辛凉平剂银翘散主之。温毒、暑温、湿温、温疟不在此例。（4）

太阴风温，但咳，身不甚热，微渴者，辛凉轻剂桑菊饮主之。（6）

太阴温病，脉浮洪，舌黄，渴甚，大汗，面赤，恶热者，辛凉重剂白虎汤主之。（7）

太阴温病，脉浮大而芤②，汗大出，微喘，甚至鼻孔扇者，白虎加人参汤主之；脉若散大者，急用之，倍人参。（8）

白虎本为达热出表，若其人脉浮弦而细者，不可与也；脉沉者，不可与也；不渴者，不可与也；汗不出者，不可与也。常须识此，勿令误也。（9）

---

① 尺肤：由"寸口"的尺部脉起，到肘关节"尺泽穴"处止的一段皮肤。为古代"切诊"内容之一，叫"尺肤诊"。

② 芤（kōu）：葱的别名，指中空之意。

太阴温病，气血两燔^①者，玉女煎去牛膝加元参主之。（10）

太阴温病，血从上溢者，犀角地黄汤合银翘散主之。（11）

太阴温病，寸脉大，舌绛而干，法当渴，今反不渴者，热在营中也，清营汤去黄连主之。（15）

太阴温病，不可发汗，发汗而汗不出者，必发斑疹，汗出过多者，必神昏谵语。发斑者，化斑汤主之；发疹者，银翘散去豆豉，加细生地、丹皮、大青叶，倍元参主之。禁升麻、柴胡、当归、防风、羌活、白芷、葛根、三春柳。神昏谵语者，清宫汤主之，牛黄丸、紫雪丹、局方至宝丹亦主之。（16）

邪入心包，舌謇^②肢厥，牛黄丸主之，紫雪丹亦主之。（17）

温毒咽痛，喉肿，耳前耳后肿，颊肿，面正赤，或喉不痛，但外肿，甚则耳聋，俗名大头温、虾蟆温^③者，普济消毒饮去柴胡、升麻主之。初起一二日，再去芩、连，三四日加之佳。（18）

形似伤寒，但右脉洪大而数，左脉反小于右，

―――――――――――――――――――――

① 燔（fán）：焚烧之意。

② 謇（jiǎn）：即口吃，言辞不顺利之意。

③ 虾蟆温：形容腮面红赤，肩背斑肿，状如虾蟆的症状，故又名虾蟆瘟。

口渴甚，面赤，汗大出者，名曰暑温，在手太阴，白虎汤主之；脉芤甚者，白虎加人参汤主之。（22）

手太阴暑温，如上条证①，但汗不出者，新加香薷饮主之。（24）

手太阴暑温，或已发汗，或未发汗，而汗不止，烦渴而喘，脉洪大有力者，白虎汤主之；脉洪大而芤者，白虎加人参汤主之；身重者，湿也，白虎加苍术汤主之；汗多脉散大，喘喝②欲脱者，生脉散主之。（26）

脉虚夜寐不安，烦渴舌赤，时有谵语，目常开不闭，或喜闭不开，暑入手厥阴也。手厥阴暑温，清营汤主之；舌白滑者，不可与也③。（30）

小儿暑温，身热，卒然痉厥，名曰暑痫，清营汤主之，亦可少与紫雪丹。（33）

大人暑痫，亦同上法。热初入营，肝风内动，手足瘛疭④，可于清营汤中，加勾藤、丹皮、羚羊角。（34）

① 如上条证：指形似伤寒，右脉洪大，左脉反小，面赤口渴而言。

② 喘喝：即气喘有声。

③ 不可与也：若舌白滑，不唯热重，湿亦重矣，湿重忌柔润药。

④ 瘛疭（chì zòng）：即手脚痉挛、口斜眼歪的症状。

暑兼湿热，偏于暑之热者为暑温，多手太阴证而宜清，偏于暑之湿为湿温，多足太阴证而宜温；湿热平等者两解之。各宜分晓，不可混也。（35）

长夏受暑，过夏①而发者，名曰伏暑。（36）

太阴伏暑，舌白口渴，无汗者，银翘散去牛蒡、元参加杏仁、滑石主之。（38）

太阴伏暑，舌赤口渴，无汗者，银翘散加生地、丹皮、赤芍、麦冬主之。（39）

伏暑、暑温、湿温，证本一源②，前后互参，不可偏执。（42）

头痛恶寒，身重疼痛，舌白不渴，脉弦细而濡，面色淡黄，胸闷不饥，午后身热，状若阴虚，病难速已，名曰湿温。汗之则神昏耳聋，甚则目瞑③不欲言；下之则洞泄；润之④则病深不解。长夏深秋冬日同法，三仁汤主之。（43）

太阴湿温，气分痹郁而哕者俗名为呃，宣痹汤主之。（46）

---

① 过夏：指秋冬季节。
② 证本一源：指三者治疗方法基本相同。
③ 目瞑：即闭目。
④ 润之：指用柔药。

秋感燥气，右脉数大，伤手太阴气分者，桑杏汤主之。(54)

燥伤肺胃阴分，或热或咳者，沙参麦冬汤主之。(56)

燥气化火，清窍①不利者，翘荷汤主之。(57)

诸气膹郁，诸痿喘呕之因于燥者，喻氏清燥救肺汤主之。(58)

中焦篇

面目俱赤，语声重浊，呼吸俱粗，大便闭，小便涩，舌苔老黄，甚则黑有芒刺，但恶热不恶寒，日晡益甚者，传至中焦，阳明温病也。脉浮洪躁甚者，白虎汤主之；脉沉数有力，甚则脉体反小而实者，大承气汤主之。暑温、湿温、温疟不在此例。(1)

温病由口鼻而入，鼻气通于肺，口气通于胃。肺病逆传则为心包，上焦病不治，则传中焦，胃与脾也，中焦病不治，即传下焦，肝与肾也。始上焦，终下焦。(1，自注)

阳明温病，无上焦证，数日不大便，当下之，

———————————

① 清窍：指头面、目、耳、口等诸窍。

若其人阴素虚，不可行承气者，增液汤主之。服增液汤已，周十二时①观之，若大便不下者，合调胃承气汤微和之。（11）

本论于阳明下证，峙立三法：热结液干之大实证，则用大承气；偏于热结而液不干者，旁流②是也，则用调胃承气；偏于液干多而热结少者，则用增液，所以回护其虚，务存津液之心法也。（11，自注）

阳明温病，下后汗出，当复其阴，益胃汤主之。（12）

下后数日，热不退，或退不尽，口燥咽干，舌苔干黑，或金黄色，脉沉而有力者，护胃承气汤微和之；脉沉弱者，增液汤主之。（15）

阳明温病，下之不通，其证有五：应下失下③，正虚不能运药④，不运药者死，新加黄龙汤主之。喘促不宁，痰涎壅滞，右寸实大，肺气不降者，宣白承气汤主之。左尺牢坚⑤，小便赤痛，时

---

① 周十二时：指满十二个时辰，即一昼夜。

② 旁流：燥屎内结不出，迫肠中之津从旁而下所致。

③ 应下失下：应该用攻下法治疗而没能及时应用。

④ 正虚不能运药：正气严重亏虚，影响药物的吸收和运化，药物作用不能发挥。

⑤ 左尺牢坚：左手尺部的脉象实大弦长而硬。

烦渴甚，导赤承气汤主之。邪闭心包，神昏舌短，内窍不通，饮不解渴者，牛黄承气汤主之。津液不足，无水舟停者，间服增液，再不下者，增液承气汤主之。（17）

阳明温病，干呕口苦而渴，尚未可下者，黄连黄芩汤主之。不渴而舌滑者属湿温。（19）

阳明温病，舌黄燥，肉色绛，不渴者，邪在血分，清营汤主之。若滑者，不可与也，当于湿温中求之。（20）

若舌绛兼有白苔，或黄白相兼，是邪仍在气分，绛而有滑苔者，则为湿热熏蒸，误用血药滋腻，邪必难解，不可不慎也。（20，汪按）

斑疹，用升提，则衄，或厥，或呛咳，或昏痉，用壅补则瞀乱。（23）

斑疹阳明证悉具，外出不快，内壅特甚者，调胃承气汤微和之，得通则已，不可令大泄，大泄则内陷。（24）

阳明温病，无汗，实证未剧①，不可下，小便不利者，甘苦合化，冬地三黄汤主之。（29）

温病小便不利者，淡渗不可与也，忌五苓、八正辈。（30）

---

① 剧：显著之意。

温病燥热，欲解燥者，先滋其干，不可纯用苦寒也，服之反燥甚。（31）

风温、温热、温疫、温毒、冬温之在中焦，阳明病居多；湿温之在中焦，太阴病居多；暑温则各半也。（37）

脉洪滑，面赤身热头晕，不恶寒，但恶热，舌上黄滑苔，渴欲凉饮，饮不解渴，得水则呕，按之胸下痛，小便短，大便闭者，阳明暑温，水结在胸也，小陷胸汤加枳实主之。（38）

暑温蔓延三焦，舌滑微黄，邪在气分者，三石汤主之；邪气久留，舌绛苔少，热搏血分者，加味清宫汤主之；神识不清，热闭内窍者，先与紫雪丹，再与清宫汤。（41）

暑温伏暑，三焦均受，舌灰白，胸痞闷，潮热呕恶，烦渴自利，汗出溺短者，杏仁滑石汤主之。（42）

吸受秽湿，三焦分布，热蒸头胀，身痛呕逆，小便不通，神识昏迷，舌白，渴不多饮，先宜芳香通神利窍，安宫牛黄丸；继用淡渗分消浊湿，茯苓皮汤。（56）

三焦湿郁，升降失司，脘连腹胀，大便不爽，一加减正气散主之。（58）

湿郁三焦，脘闷，便溏，身痛，舌白，脉象模糊，二加减正气散主之。（59）

秽湿着里，舌黄，脘闷，气机不宣，久则酿热，三加减正气散主之。（60）

秽湿着里，邪阻气分，舌白滑，脉右缓，四加减正气散主之。（61）

秽湿着里，脘闷便泄，五加减正气散主之。（62）

脉缓身痛，舌淡黄而滑，渴不多饮，或竟不渴，汗出热解，继而复热[1]，内不能运水谷之湿，外复感时令之湿，发表攻里，两不可施，误认伤寒，必转坏证，徒清热则湿不退，徒祛湿则热愈炽，黄芩滑石汤主之。（63）

湿聚热蒸，蕴于经络，寒战热炽，骨骱[2]烦疼，舌色灰滞，面目萎黄，病名湿痹，宣痹汤主之。（65）

痹之因于寒者固多，痹之兼乎热者，亦复不少。（65，自注）

寒痹势重而治反易，热痹势缓而治反难，实

---

[1] 继而复热：湿属阴邪，其气留连，不能因汗而退，故继而复热。

[2] 骨骱（jiè）：泛指骨关节。

者单病躯壳易治，虚者兼病脏腑夹痰饮腹满等证，则难治矣。（65，自注）

湿郁经脉，身热身痛，汗多自利，胸腹白疹，内外合邪，纯辛走表，纯苦清热，皆在所忌，辛凉淡法，薏苡竹叶散主之。（66）

下焦篇

风温、温热、温疫、温毒、冬温，邪在阳明久羁①，或已下，或未下，身热面赤，口干舌燥，甚则齿黑唇裂，脉沉实者，仍可下之。（1）

脉虚大，手足心热甚于手足背者，加减复脉汤主之。（1）

温邪久羁中焦，阳明阳土②，未有不克少阴癸水③者，或已下而阴伤，或未下而阴竭。（1，自注）

下焦温病，但大便溏者，即与一甲复脉汤。（10）

少阴温病，真阴欲竭，壮火复炽，心中烦，不得卧者，黄连阿胶汤主之。（11）

---

① 羁：即停留。

② 阳明阳土：此处指阳明胃热炽盛。

③ 癸水：指真阴。

夜热早凉，热退无汗，热自阴来者，青蒿鳖甲汤主之。(12)

热邪深入下焦，脉沉数，舌干齿黑，手指但觉蠕动，急防痉厥，二甲复脉汤主之。(13)

下焦温病，热深厥甚，脉细促，心中憺憺①大动，甚则心中痛者，三甲复脉汤主之。(14)

热邪久羁，吸烁真阴，或因误表，或因妄攻，神倦瘈疭，脉气虚弱，舌绛苔少，时时欲脱者，大定风珠主之。(16)

壮火尚盛者，不得用定风珠、复脉。邪少虚多者，不得用黄连阿胶汤。阴虚欲痉者，不得用青蒿鳖甲汤。(17)

少腹坚满，小便自利，夜热昼凉，大便闭，脉沉实者，蓄血也，桃仁承气汤主之，甚则抵当汤。(21)

暑邪深入少阴消渴者，连梅汤主之；入厥阴麻痹者，连梅汤主之；心热烦躁神迷甚者，先与紫雪丹，再与连梅汤。(36)

湿温久羁，三焦弥漫，神昏窍阻，少腹硬满，大便不下，宣清导浊汤主之。(55)

---

① 心中憺憺（dàn）：语出《素问·至真要大论》。形容心跳剧烈，心神不安。如古人云："若游鱼失水而腾跃。"

杂说 治病法论

治外感如将（兵贵神速，机圆法活，去邪务尽，善后务细，盖早平一日，则人少受一日之害），治内伤如相（坐镇从容，神机默运，无功可言，无德可见，而人登寿域）。

治上焦如羽（非轻不举），治中焦如衡（非平不安），治下焦如权（非重不沉）。

难 经

论 脉

一 难

曰：十二经皆有动脉①，独取寸口，以决五脏六腑死生吉凶②之法，何谓也？

然：寸口者，脉之大会③，手太阴之脉动也。人一呼脉行三寸，一吸脉行三寸，呼吸定息，脉行六寸。人一日一夜，凡一万三千五百息，脉行五十度，周于身。漏水下百刻④，营卫行阳二十五度，行阴亦二十五度，为一周⑤也，故五十度复会于手太阴。寸口者，五脏六腑之所终始，故法取于寸口也。

---

① 动脉：指十二经在一定的部位上都有搏动的脉。

② 死生吉凶：指病情轻重变化及预后好坏。

③ 会：即汇聚。

④ 百刻：一昼一夜定为百刻，浮箭于壶内，以水减刻出，分昼夜之长短。

⑤ 一周：指一昼一夜。

二 难

曰: 脉有尺寸, 何谓也?

然: 尺寸者, 脉之大要会也。从关至尺是尺内, 阴之所治也; 从关至鱼际是寸内, 阳之所治也。故分寸为尺, 分尺为寸。故阴得尺内一寸, 阳得寸内九分。尺寸终始一寸九分, 故曰尺寸也。

三 难

曰: 脉有太过, 有不及, 有阴阳相乘, 有覆[①]有溢[②], 有关有格[③], 何谓也?

然: 关之前者, 阳之动也, 脉当见九分而浮。过者, 法曰太过; 减者, 法曰不及。遂上鱼[④]为溢, 为外关内格, 此阴乘之脉也。关之后者, 阴之动也, 脉当见一寸而沉。过者, 法曰太过; 减者, 法曰不及。遂入尺为覆, 为内关外格, 此阳乘之脉

中医经典条文

远志速记

---

① 覆: 即覆盖, 有自上而复下的含义。
② 溢: 即满溢, 有自内向外溢的含义。
③ 有关有格: 关, 指关闭。格, 指格拒。
④ 鱼: 即鱼际。

也。故曰覆溢，是其真脏之脉①，人不病而死也。

四 难

曰：脉有阴阳之法，何谓也？

然：呼出心与肺，吸入肾与肝，呼吸之间，脾受谷味也，其脉在中。浮者阳也，沉者阴也，故曰阴阳也。

心肺俱浮，何以别之？

然：浮而大散者心也；浮而短涩者肺也。

肾肝俱沉，何以别之？

然：牢②而长者肝也，按之濡③，举指来实者肾也。脾者中州，故其脉在中。是阴阳之法也。脉有一阴一阳，一阴二阳，一阴三阳；有一阳一阴，一阳二阴，一阳三阴。

如此之言，寸口有六脉俱动邪？

然：此言者，非有六脉俱动也，谓浮、沉、长、短、滑、涩也。浮者阳也，滑者阳也，长者阳也；沉者阴也，短者阴也，涩者阴也。所谓一阴一

---

① 真脏之脉：脉象缺乏和缓之意，往往发现于濒死之前。乃阴阳气隔绝产生的，临床上称之为"胃气将绝。"

② 牢：指沉伏有力的脉象。

③ 濡：指浮而无力且软的脉象。

阳者，谓脉来沉而滑也，一阴二阳者，谓脉来沉滑而长也，一阴三阳者，谓脉来浮滑而长，时一沉也；所谓一阳一阴者，谓脉来浮而涩也；一阳二阴者，谓脉来长而沉涩也；一阳三阴者，谓脉来沉涩而短，时一浮也。各以其经所在，名病顺逆也。

五 难

曰：脉有轻重，何谓也？

然：初持脉，如三菽①之重，与皮毛相得者，肺部也。如六菽之重，与血脉相得者，心部也。如九菽之重，与肌肉相得者，脾部也。如十二菽之重，与筋平者，肝部也。按之至骨，举指来疾者，肾部也。故曰轻重也。

六 难

曰：脉有阴盛阳虚，阳盛阴虚，何谓也？

然：浮之损小②，沉之实大，故曰阴盛阳虚。沉之损小，浮之实大，故曰阳盛阴虚。是阴阳虚实之意也。

① 菽（shū）：豆的总称，这里是以豆子的重量说明按脉所使用的指力。
② 损小：形容脉来细软而有不足的现象。

○

中医经典条文

速查速记

八 难

曰：寸口脉平而死者，何谓也？

然：诸十二经脉者，皆系于生气①之原②。所谓生气之原者，谓十二经之根本也，谓肾间动气也。此五脏六腑之本，十二经脉之根，呼吸之门③，三焦之原。一名守邪④之神。故气者，人之根本也，根绝则茎叶枯矣。寸口脉平而死者，生气独绝于内也。

九 难

曰：何以别知脏腑之病耶？

然：数者腑也，迟者脏也。数则为热，迟则为寒。诸阳为热，诸阴为寒。故以别知脏腑之病也。

十 难

曰：一脉为十变者，何谓也？

---

① 生气：即元气。
② 原：本原、根原之意。
③ 门：门户。指开合出入的枢要之处。
④ 守邪：指防御病邪侵袭之意。

然：五邪①刚柔②相逢③之意也。假令心脉急甚者，肝邪干心也；心脉微急者，胆邪干小肠也；心脉大甚者，心邪自干心也；心脉微大者，小肠邪自干小肠也；心脉缓甚者，脾邪干心也；心脉微缓者，胃邪干小肠也；心脉涩甚者，肺邪干心也；心脉微涩者，大肠邪干小肠也；心脉沉甚者，肾邪干心也；心脉微沉者，膀胱邪干小肠也。五脏各有刚柔邪，故令一脉辄变为十也。

十一难

曰：经言脉不满五十动④而一止，一脏无气者，何脏也？

然：人吸者随阴入，呼者因阳出⑤。今吸不能至肾，至肝而还，故知一脏无气者，肾气先尽也。

---

① 五邪：泛指一切治病的因素。
② 刚柔：指阴阳相对的两个方面，这里为区别脏腑的属性。
③ 相逢：即相互传变的意思。
④ 动：即跳动、搏动。
⑤ 人吸者随阴入，呼者因阳出：阴指下焦肝肾，阳指上焦心肺。吸入、呼出为阴阳的属性。

十二难

曰：经言五脏脉已绝①于内，用针者反实②其外；五脏脉已绝于外，用针者反实其内。内外之绝，何以别之？

然：五脏脉已绝于内者，肾肝气已绝于内也，而医反补其心肺；五脏脉已绝于外者，心肺气已绝于外也，而医反补其肾肝。阳绝补阴，阴绝补阳，是谓实实虚虚，损不足益有余。如此死者，医杀之耳。

十三难

曰：经言③见其色而不得其脉，反得相胜之脉者即死，得相生之脉者，病即自己。色之与脉当参相应，为之奈何？

然：五脏有五色，皆见于面，亦当与寸口、尺内④相应。假令色青，其脉当弦而急；色赤，其

---

① 绝：指脏气虚绝，也包括一切虚损不足的现象。

② 实：泛指补法。

③ 经言：指医书、医经。

④ 尺内：指尺部以内的皮肤。在前臂内侧，从掌后高骨的关部，到肘横纹处尺泽穴，计长同身寸一尺。这段的皮肤，叫做尺之皮肤，简称尺肤。

脉浮大而散；色黄，其脉中缓而大；色白，其脉浮涩而短；色黑，其脉沉濡而滑。此所谓五色之与脉，当参相应也。脉数，尺之皮肤亦数[1]；脉急，尺之皮肤亦急；脉缓，尺之皮肤亦缓；脉涩，尺之皮肤亦涩；脉滑，尺之皮肤亦滑。五脏各有声、色、臭、味，当与寸口、尺内相应，其不应者病也。假令色青，其脉浮涩而短，若大而缓为相胜；浮大而散，若小而滑为相生也。经言知一[2]为下工，知二为中工，知三为上工。上工者十全九，中工者十全七，下工者十全六。此之谓也。

十四难

曰：脉有损、至[3]，何谓也？

然：至之脉，一呼再至曰平，三至曰离经[4]，四至曰夺精[5]，五至曰死，六至曰命绝。此至之脉也。何谓损？一呼一至曰离经，再呼一至曰夺精，三呼一至曰死，四呼一至曰命绝。此损之脉也。至

中医经典条文速查速记

---

① 数：应指尺部皮肤有热而言。

② 知一：指察色、按脉、诊尺肤掌握其一。

③ 损、至：损即减损，有退的含义；至即增至，有进的含义。

④ 离经：指脉搏至数失常之意。

⑤ 夺精：即精气耗散之意。

脉从下上①，损脉从上下也。

损脉之为病奈何？

然：一损损于皮毛，皮聚而毛落；二损损于血脉，血脉虚少，不能荣于五脏六腑；三损损于肌肉，肌肉消瘦，饮食不能为肌肤；四损损于筋，筋缓不能自收持；五损损于骨，骨痿不能起于床。反此者，至脉之病也。从上下者，骨痿不能起于床者死；从下上者，皮聚而毛落者死。

治损之法奈何？

然：损其肺者，益其气；损其心者，调其荣卫；损其脾者，调其饮食；适其寒温；损其肝者，缓②其中；损其肾者，益其精，此治损之法也。

脉有一呼再至，一吸再至；有一呼三至，一吸三至；有一呼四至，一吸四至；有一呼五至，一吸五至；一呼六至，一吸六至；有一呼一至，一吸一至；有再呼一至，再吸一至；有呼吸再至。

脉来如此，何以别知其病也？

然：脉来一呼再至，一吸再至，不大不小曰

①上下：指肾脏上传到肺。

②缓：即和缓。用甘味来调和的治法。《素问脏气法时论》曰："肝苦急，急食甘以缓之。"

平，一呼三至，一吸三至，为适①得病。前②大后小，即头痛、目眩，前小后大，即胸满、短气。

一呼四至，一吸四至，病欲甚，脉洪大者，苦烦满③，沉细者，腹中痛，滑者伤热，涩者中雾露④。

一呼五至，一吸五至，其人当困，沉细夜加，浮大昼加，不大不小，虽困可治，其有大小者，为难治。

一呼六至，一吸六至，为死脉也，沉细夜死，浮大昼死。

一呼一至，一吸一至，名曰损，人虽能行，犹当着床，所以然者，血气皆不足故也。

再呼一至，再吸一至，呼吸再至，名曰无魂，无魂者当死也，人虽能行，名曰行尸。

上部⑤有脉，下部无脉，其人当吐，不吐者死。上部无脉，下部有脉，虽困无能为害。所以然者，人之有尺，譬如树之有根，枝叶虽枯槁，根本将自生。脉有根本，人有元气，故知不死。

---

① 适：通"始"，即开始。

② 前：指属阳的寸部。

③ 苦烦满：指胸中烦躁满闷的苦楚。

④ 雾露：指寒湿之气。

⑤ 上部：指关以上的寸部。

十五难

曰：经言春脉弦，夏脉钩，秋脉毛，冬脉石。是王脉①耶？将病脉也？

然：弦、钩、毛、石者，四时之脉也。

春脉弦者，肝东方木也，万物始生，未有枝叶，故其脉之来，濡弱而长，故曰弦。

夏脉钩者，心南方火也，万物之所茂，垂枝布叶，皆下曲如钩，故其脉之来，来疾去迟，故曰钩。

秋脉毛者，肺西方金也，万物之所终，草木华叶，皆秋而落，其枝独在，若毫毛也。故其脉之来，轻虚以浮，故曰毛。

冬脉石者，肾北方水也，万物之所藏也，盛冬之时，水凝如石，故其脉之来，沉濡而滑，故曰石。此四时之脉也。

如有变奈何？

然：春脉弦，反者为病。

何谓反？

然：其气来实强，是谓太过，病在外；气来

---

① 王脉：指四季当令的脉。

难
经

◎

237

虚微，是谓不及，病在内。气来厌厌聂聂[1]，如循榆叶曰平；益实而滑，如循长竿曰病；急而劲益强，如新张弓弦曰死。春脉微弦曰平；弦多胃气少曰病；但弦无胃气曰死，春以胃气为本。

夏脉钩，反者为病。

何谓反？

然：其气来实强，是谓太过，病在外；气来虚微，是谓不及，病在内。其脉来累累[2]如环，如循琅玕[3]曰平；来而益数，如鸡举足者曰病；前曲后居[4]，如操带钩曰死。夏脉微钩曰平，钩多胃气少曰病，但钩无胃气曰死。夏以胃气为本。

秋脉毛，反者为病。

何谓反？

然：其气来实强，是谓太过，病在外；气来虚微，是谓不及，病在内。其脉来蔼蔼如车盖[5]，按之益大曰平；不上不下，如循鸡羽曰病；按之萧

中医经典条文

速查速记

① 厌厌聂聂：形容脉来轻浮虚软的样子。
② 累累：即连续不断之意。
③ 琅玕：指滑润的美玉。
④ 前曲后居：形容脉来全无冲和之气。前指轻取，后指重按。
⑤ 蔼蔼如车盖：指脉象浮大轻软。

索①，如风吹毛曰死。秋脉微毛曰平，毛多胃气少曰病，但毛无胃气曰死。秋以胃气为本。

冬脉石，反者为病。

何谓反？

然：其气来实强，是谓太过，病在外；气来虚微，是谓不及，病在内。脉来上大下兑②，濡滑如雀之喙，曰平；啄啄连属，其中微曲，曰病；来如解索，去如弹石③，曰死。冬脉微石，曰平，石多胃气少，曰病；但石无胃气，曰死。冬以胃气为本。胃者，水谷之海，主禀。四时皆以胃气为本，是谓四时之变病，死生之要会也。脾者，中州也，其平和不可得见，衰乃见耳。来如雀之啄，如水之下漏，是脾衰之见也。

十六难

曰：脉有三部九候④，有阴阳，有轻重，有

---

① 萧索：衰落清寂之意。形容脉象空虚，浮而无根。
② 上大下兑：上指寸部，下指尺部。兑，尖。
③ 弹石：指脉象急促有力。
④ 三部九候：这里指寸、关、尺分为三部，每部各分浮、中、沉三候。

六十首①，一脉变为四时，离圣久远，各自是其法，何以别之？

然：是其病，有内外证。

其病为之奈何？

然：假令得肝脉，其外证：善洁，面青，善怒；其内证：脐左有动气②，按之牢若痛；其病：四肢满，闭淋，溲便难，转筋。有是者肝也，无是者非也。

假令得心脉，其外证：面赤，口干，喜笑；其内证：脐上有动气，按之牢若痛；其病：烦心、心痛，掌中热而哕③。有是者心也，无是者非也。

假令得脾脉，其外证：面黄，善噫④，善思，善味；其内证：当脐有动气，按之牢若痛；其病：腹胀满，食不消，体重节痛，怠惰嗜卧，四肢不收。有是者脾也，无是者非也。

假令得肺脉，其外证：面白，善嚏，悲愁不乐，欲哭；其内证：脐右有动气，按之牢若痛；

---

① 六十首：左右寸、关、尺六部脉，每部有十变，共计六十。

② 动气：是指由内部积滞，出现在脐部及脐的上下左右的一种自觉和他觉的搏动感。

③ 哕：通"哕"，干呕。

④ 噫：嗳气。

其病：喘咳，洒淅①寒热。有是者肺也，无是者非也。

假令得肾脉，其外证：面黑，善恐欠；其内证：脐下有动气，按之牢若痛；其病：逆气，小腹急痛，泄如下重，足胫寒而逆。有是者肾也，无是者非也。

十七难

曰：经言病或有死，或有不治自愈，或连年月不已，其死生存亡，可切脉而知之耶？

然：可尽知也。

诊病若闭目不欲见人者，脉当得肝脉强急而长，反得肺脉浮短而涩者，死也。

病若开目而渴，心下牢者，脉当得紧实而数，而反得沉涩而微者，死也。

病若吐血，复衄衄②血者，脉当沉细，而反浮大而牢者，死也。

病若谵言妄语，身当有热，脉当洪大，而反手足厥逆，脉沉细而微者，死也。

病若大腹而泄者，脉当微细而涩；反紧大而

①洒淅：形容颤抖怕冷的样子。
②衄衄（qiú nǜ）：指鼻血。

滑者，死也。

十八难

曰：脉有三部，部有四经，手有太阴、阳明，足有太阳、少阴，为上下部，何谓也？

然：手太阴、阳明金也，足少阴、太阳水也，金生水，水流下行而不能上，故在下部也。

足厥阴、少阳木也，生手太阳、少阴火，火炎上行而不能下，故为上部。

手心主、少阳火，生足太阴、阳明土，土主中宫，故在中部也。

此皆五行子母更相生养者也。

脉有三部九侯，各何主之？

然：三部者，寸、关、尺也。九侯者，浮、中、沉①也。

上部法天，主胸上至头之有疾也；中部法人，主鬲②以下至脐之有疾也；下部法地，主脐以下至足之有疾也。审而刺之者也。

人病有沉滞久积聚，可切脉而知之耶？

然：诊病在右胁有积气，得肺脉结，脉结甚

---

① 浮、中、沉：指切脉的轻重指法。

② 鬲：通"膈"。

则积甚，结微则气微。

诊不得肺脉，而右胁有积气者，何也？

然：肺脉虽不见，右手脉当沉伏。

其外痼疾同法耶？将异也？

然：结①者，脉来去时一止，无常数，名曰结也。伏②者，脉行筋下也。浮③者，脉在肉上行也。左右表里，法皆如此。假令脉结伏者，内无积聚，脉浮结者，外无痼疾；有积聚脉不结伏，有痼疾脉不浮结。为脉不应病，病不应脉，是为死病也。

十九难

曰：经言脉有逆顺，男女有恒④。而反者，何谓也？

然：男子生于寅⑤，寅为木，阳也。女子生于申⑥，申为金，阴也。故男脉在关上，女脉在关下。是以男子尺脉恒弱，女子尺脉恒盛，是其常也。反

---

① 结：脉来缓慢，时有中止，止无定数。

② 伏：重按推筋着骨始得，甚则暂伏而不显。

③ 浮：轻取即得，重按稍减而不空，举之有余，按之不足。

④ 恒：即常。

⑤ 寅（yín）：黎明旭日东升，阳气渐盛之时。

⑥ 申：夕阳夕下，阴气渐盛之时。

者，男得女脉，女得男脉也。

其为病何如？

然：男得女脉为不足^①，病在内；左得之，病在左，右得之，病在右；随脉言之也。女得男脉为太过，病在四肢；左得之，病在左，右得之，病在右；随脉言之。此之谓也。

二十难

曰：经言脉有伏匿。伏匿于何脏而言伏匿耶？

然：谓阴阳更相乘，更相伏也。脉居阴部而反阳脉见者，为阳乘阴也，虽阳脉时沉涩而短，此谓阳中伏阴也；脉居阳部而反阴脉见者，为阴乘阳也，虽阴脉时浮滑而长，此谓阴中伏阳也。重^②阳者狂，重阴者癫。脱阳者见鬼^③；脱阴者目盲。

二十一难

曰：经言人形病，脉不病，曰生；脉病，形

---

① 不足：指阴盛阳衰的虚证。

② 重：指寸、尺部都见阳脉。

③ 见鬼：指出现幻觉。

不病，曰死。何谓也？

然：人形病，脉不病，非有不病者也，谓息数不应脉数也。此大法。

二十二难

曰：经言脉有是动①，有所生病。一脉变为二病者，何也？

然：经言是动者，气也；所生病者，血也。邪在气，气为是动；邪在血，血为所生病。气主呴②之，血主濡之。气留而不行者，为气先病也；血壅而不濡者，为血后病也。故先为是动，后所生（病）也。

论经络

二十三难

曰：手足三阴三阳，脉之度数③，可晓以不？

然：手三阳之脉，从手至头，长五尺，五六

---

① 是动：即变动，指出现异常。
② 呴（xǔ）：此指温煦之意。
③ 度数：指长短。

合三丈。手三阴之脉，从手至胸中，长三尺五寸，三六一丈八尺，五六三尺，合二丈一尺。足三阳之脉，从足至头，长八尺，六八四丈八尺。足三阴之脉，从足至胸，长六尺五寸，六六三丈六尺，五六三尺，合三丈九尺。人两足蹻脉，从足至目，长七尺五寸，二七一丈四尺，二五一尺，合一丈五尺。督脉、任脉，各长四尺五寸，二四八尺，二五一尺，合九尺。凡脉长一十六丈二尺，此所谓经脉长短之数也。

经脉十二，络脉十五，何始何穷①也？

然：经脉者，行血气，通阴阳，以荣于身者也。其始从中焦，注手太阴、阳明；阳明注足阳明、太阴；太阴注手少阴、太阳；太阳注足太阳、少阴；少阴注手心主、少阳；少阳注足少阳、厥阴；厥阴复还注手太阴。别络十五，皆因其原，如环无端，转相灌溉，朝于寸口、人迎，以处百病，而决死生也。

经云：明知始终，阴阳定矣。何谓也？

然：终始者，脉之纪②也。寸口、人迎，阴阳

---

① 穷：即终止。

② 纪：即纲领。

之气通于朝使①，如环无端，故曰始也。终者，三阴三阳之脉绝，绝则死。死各有形，故曰终也。

二十四难

曰：手足三阴三阳气已绝，何以为候？可知其吉凶不？

然：足少阴气绝，则骨枯。少阴者，冬脉也，伏行而濡于骨髓。故骨髓不濡，即肉不着②骨；骨肉不相亲，即肉濡而却；肉濡而却③，故齿长而枯，发无润泽；无润泽者，骨先死。戊日笃，己日死。

足太阴气绝，则脉不营其口唇。口唇者，肌肉之本也。脉不营，则肌肉不滑泽；肌肉不滑泽，则人中满；人中满，则唇反④；唇反，则肉先死。甲日笃，乙日死。

足厥阴气绝，即筋缩引卵与舌卷。厥阴者，肝脉也。肝者，筋之合也。筋者，聚于阴器而络于舌本，故脉不营，则筋缩急；即引卵与舌；故舌卷

---

① 朝使：滑伯仁曰："朝使者，朝，谓气血如水潮，应时而灌溉；使，谓阴阳相用也"。

② 着：附着。

③ 肉濡而却：指肌肉萎缩。

④ 反：通"翻"。

卵缩，此筋先死。庚日笃，辛日死。

手太阴气绝，即皮毛焦。太阴者，肺也，行气温于皮毛者也。气弗营，则皮毛焦[1]；皮毛焦，则津液去；津液去，则皮节伤[2]；皮节伤，则皮枯毛折；毛折者，则毛先死。丙日笃，丁日死。

手少阴气绝，则脉不通；脉不通，则血不流；血不流，则色泽去，故面色黑如黧，此血先死。壬日笃，癸日死。

三阴气俱绝者，则目眩转、目瞑，目瞑者，为失志；失志者，则志先死。死，即（则）目瞑也。

六阳气俱绝者，则阴与阳相离，阴阳相离，则腠理泄，绝汗乃出，大如贯珠，转出不流，即气先死。旦占夕死，夕占旦死。

二十五难

曰：有十二经，五脏六腑十一耳，其一经者，何等经也？

然：一经者，手少阴与心主别脉也。心主与

---

① 焦：即焦枯。
② 皮节伤：指津液缺少引起的皮毛焦枯。

三焦为表里，俱有名而无形，故言经有十二也。

二十六难

曰：经有十二，络有十五，余三络者，是何等络也？

然：有阳络，有阴络，有脾之大络①。阳络者，阳跷之络也。阴络者，阴跷之络。故络有十五焉。

二十七难

曰：脉有奇经八脉者，不拘于十二经，何也？

然：有阳维，有阴维，有阳跷，有阴跷，有冲，有督，有任，有带之脉。凡此八脉者，皆不拘于经，故曰奇经八脉也。

经有十二，络有十五，凡二十七，气相随上下，何独不拘于经也？

然：圣人图设沟渠，通利水道，以备不虞。天雨降下，沟渠溢满，当此之时，霤需妄行，圣人不能复图也。此络脉满溢，诸经不能复拘也。

---

① 脾之大络：即足太阴脾经的大包穴，位于渊腋穴下三寸。

二十八难

曰：其奇经八脉者，既不拘于十二经，皆何起何继也？

然：督脉者，起于下极之俞①，并于脊里，上至风府，入属于脑。

任脉者，起于中极之下，以上毛际，循腹里，上关元，至咽喉。

冲脉者，起于气冲，并足阳明之经，夹脐上行，至胸中而散也。

带脉者，起于季胁②，回身一周。

阳跷脉者，起于跟中，循外踝上行，入风池。

阴跷脉者，亦起于跟中，循内踝上行，至咽喉，交贯冲脉。

阳维、阴维者，维络于身，溢蓄，不能环流灌溉诸经者也，故阳维起于诸阳会也，阴维起于诸阴交也。

比于圣人图设沟渠，沟渠满溢，流于深湖，故圣人不能拘通也。而人脉隆盛，入于八脉，而不还周，故十二经亦有不能拘之。其受邪气，畜则肿热，砭射③之也。

① 下极之俞：指会阴。

② 季胁：又名季肋，在侧胸部最下最短的肋骨处，即俗称为软肋的部位。

③ 砭射：砭，即砭石。射，指放血疗法。

二十九难

曰：奇经之为病，何如？

然：阳维维于阳，阴维维于阴，阴阳不能自相维，则怅然失志，溶溶①不能自收持。

阳维为病苦寒热，阴维为病若②心痛。

阴跷为病，阳缓而阴急，阳跷为病，阴缓而阳急。

冲之为病，逆气而里急。

督之为病，脊强而厥。

任之为病，其内苦结③，男子为七疝，妇子为瘕聚④。带之为病，腹满，腰溶溶若坐水中。此奇经八脉之为病也。

论脏腑

三十难

曰：营气之行，常与卫气相随不？

---

① 溶溶：形容体倦乏力等病态。
② 若：通苦。
③ 结：指脉气凝结阻滞。
④ 瘕聚：指两种在腹部有块状物的疾病。

然：经言人受气于谷。谷入于胃，乃传于五脏六腑，五脏六腑皆受于气。其清者为营，浊者为卫，营行脉中，卫行脉外，营周不息，五十而复大会。阴阳相贯，如环之无端，故知营卫相随也。

三十一难

　　曰：三焦者，何禀何生？何始何终？其治常在何许？可晓以不？

　　然：三焦者，水谷之道路，气之所终始也。

　　上焦者，在心下，下膈，在胃上口，主内而不出。其治在膻中，玉堂下一寸六分，直两乳间陷者是。

　　中焦者，在胃中脘，不上不下，主腐熟水谷。其治在脐傍①。

　　下焦者，当膀胱上口，主分别清浊，主出而不内，以传导也。其治在脐下一寸。故名曰三焦，其府在气街②。

三十二难

　　曰：五脏俱等，而心肺独在膈上者，何也？

---

① 脐傍：指天枢穴。
② 其府在气街：指三焦之气汇聚的地方。气街即气冲。

然：心者血，肺者气。血为荣，气为卫，相随上下，谓之荣卫。通行经络，营周于外，故令心肺独在膈上也。

三十四难

曰：五脏各有声、色、臭、味、液，皆可晓知以不？

然：《十变》言：肝色青，其臭臊，其味酸，其声呼，其液泣；心色赤，其臭焦，其味苦，其声言，其液汗；脾色黄，其臭香，其味甘，其声歌，其液涎；肺色白，其臭腥，其味辛，其声哭，其液涕；肾色黑，其臭腐，其味咸，其声呻，其液唾。是五脏声、色、臭、味、液也。

五脏有七神，各何所藏那？

然：脏者，人之神气所舍藏也。故肝藏魂，肺藏魄，心藏神，脾藏意与智，肾藏精与志也。

三十五难

曰：五脏各有所腑皆相近，而心、肺独去大肠、小肠远者，何（谓）也？

然：经言心营、肺卫，通行阳气，故居在上；大肠、小肠，传阴气而下，故居在下。所以相去而远也。又诸腑皆阳也，清净之处。

今大肠、小肠、胃与膀胱，皆受不净，其意何也？

然：诸腑者，谓是非也。经言：小肠者，受盛①之腑也；大肠者，传泻行道之腑也；胆者，清净之腑②也；胃者，水谷之腑也；膀胱者，津液之腑也。一腑犹无两名，故知非也。小肠者，心之腑；大肠者，肺之腑；胆者，肝之腑；胃者，脾之腑；膀胱者，肾之腑。小肠谓赤肠，大肠谓白肠，胆者谓青肠，胃者谓黄肠，膀胱者谓黑肠。下焦之所治也。

三十六难

曰：脏各有一耳，肾独有两者，何也？

然：肾两者，非皆肾也。其左者为肾，右者为命门。命门者，诸神精之所舍，原气之所系也；男子以藏精，女子以系胞。故知肾有一也。

三十七难

曰：五脏之气，于何发起，通于何许，可晓

---

① 受盛：即承受之意。
② 清净之腑：胆贮藏胆汁，故称为清净之腑。

以不？

　　然：五脏者，常内阅①于上七窍也。故肺气通于鼻，鼻和则知香臭矣；肝气通于目，目和则知黑白矣；脾气通于口，口和则知谷味矣；心气通于舌，舌和则知五味矣；肾气通于耳，耳和则知五音矣。五脏不和，则七窍不通；六腑不和，则留结为痈。

　　邪在六腑，则阳脉不和，阳脉不和，则气留之；气留之，则阳脉盛矣。

　　邪在五脏，则阴脉不和，阴脉不和，则血留之；血留之，则阴脉盛矣。阴气太盛，则阳气不得相营也，故曰格。阳气太盛，则阴气不得相营也，故曰关。阴阳俱盛，不得相营②也，故曰关格。关格者，不得尽其命而死矣。

　　经言气独行于五脏，不营于六腑者，何也？

　　然：夫气之所行也，如水之流，不得息也。故阴脉营于五脏，阳脉营于六腑，如环无端，莫知其纪③，终而复始，其不覆溢，人气内温于脏腑，外濡于腠理。

---

① 阅：指反映是之意。
② 营：即营运之意。
③ 纪：指经气在体内循环的次数。

三十八难

曰：脏唯有五，腑独有六者，何也？

然：所以腑有六者，谓三焦也。有原气之别焉，主持诸气，有名而无形，其（经）属手少阳。此外腑也，故言腑有六焉。

三十九难

曰：经言腑有五，脏有六者，何也？

然：六腑者，正有五腑也。五脏亦有六脏者，谓肾有两脏也。其左为肾，右为命门。命门者，谓精神之所舍也；男子以藏精，女子以系胞，其气与肾通，故言脏有六也。

腑有五者，何也？

然：五脏各一腑，三焦亦是一腑，然不属于五脏，故言腑有五焉。

四十难

曰：经言，肝主色，心主臭，脾主味，肺主声，肾主液。鼻者，肺之候，而反知香臭；耳者，肾之候，而反闻声，其意何也？

然：肺者，西方金也，金生于巳，巳者南方

火，火者心，心主臭，故令鼻知香臭；肾者，北方水也，水生于申，申者西方金，金者肺，肺主声，故令耳闻声。

四十一难

曰：肝独有两叶，以何应也？

然：肝者，东方木也，木者，春也。万物始生，其尚幼小，意无所亲，去太阴尚近，离太阳不远，犹有两心①，故有两叶，亦应木叶也。

四十三难

曰：人不食饮，七日而死者，何也？

然：人胃中当留谷二斗，水一斗五升。故平人日再至圊②，一行二升半，一日中五升，七日五七三斗五升，而水谷尽矣。故平人不食饮七日而死者，水谷津液俱尽，即死矣。

---

① 两心：指春季温和的气候，既不偏于寒冷，又不偏于炎热，可从于阴，也可从于阳，在阴阳和寒热的两者之间，不冷不热。

② 圊（qīng）：即厕所。

四十四难

曰：七冲门何在？

然：唇为飞门[1]，齿为户门[2]，会厌为吸门[3]，胃为贲门[4]，太仓下口为幽门[5]，大肠小肠会为阑门[6]，下极为魄门[7]，故曰七冲门也。

四十五难

曰：经言八会[8]者，何也？

然：腑会太仓，脏会季胁，筋会阳陵泉，髓会绝骨，血会鬲俞，骨会大抒，脉会太渊，气会三焦外，一筋直两乳内也。热病在内者，取其会之气穴也。

---

[1] 飞门：飞，古与扉通。扉即门扇。形容口唇的张合如门扇，饮食由此而入。

[2] 户门：指食物在口内首先要通过牙齿的咀嚼，如门户一样。

[3] 吸门：因会厌是掩盖气管的器官，也是呼吸纳气的枢纽，故称为吸门。

[4] 贲（bēn）门：指胃上口。其上与食管相接。贲通奔，投向、奔凑之意。食物从此处奔入于胃。

[5] 幽门：指胃的下口。其口通往小肠，如曲径通幽。

[6] 阑门：指大、小肠交界部位。形容此处如门户间的门栏。

[7] 魄门：魄古与粕同，即糟粕的意思，因肛门是传出糟粕之处，所以称为魄门。

[8] 会：指精气汇聚之处。

四十六难

曰：老人卧而不寐，少壮寐而不寤①者，何也？

然：经言少壮者，血气盛，肌肉滑，气道通，营卫之行不失于常，故昼日精，夜不寤也。老人血气衰，肌肉不滑，营卫之道涩，故昼日不能精，夜不得寐也。故知老人不得寐也。

四十七难

曰：人面独能耐寒者，何也？

然：人头者，诸阳之会也。诸阴脉皆至颈、胸中而还，独诸阳脉皆上至头耳，故令面耐寒也。

论 病

四十八难

曰：人有三虚三实②，何谓也？

然：有脉之虚实，有病之虚实，有诊之虚实

---

① 寤（wù）：醒来之意。

② 三虚三实：指脉象有虚实；病证有虚实；证候有虚实。

也。脉之虚实者，濡者为虚，牢者为实；病之虚实者，出者为虚，入者为实；言者为虚，不言者为实；缓者为虚，急者为实。诊之虚实者，痒者为虚，痛者为实；外痛内快，为外实内虚；内痛外快，为内实外虚，故曰虚实也。

四十九难

曰：有正经①自病，有五邪所伤，何以别之？

然：经言忧愁思虑则伤心；形寒饮冷则伤肺；恚②怒气逆，上而不下则伤肝；饮食劳倦则伤脾；久坐湿地，强力入水③则伤肾。是正经之自病也。

何谓五邪？

然：有中风④，有伤暑，有饮食劳倦，有伤寒，有中湿。此之谓五邪。

假令心病，何以知中风得之？

然：其色当赤。何以言之？肝主色，自入为青，入心为赤，入脾为黄，入肺为白，入肾为黑。

中医经典条文速查速记

---

① 正经：指十二经与其相应脏腑。

② 恚（huì）：怨恨，愤怒之意。

③ 强力入水：强力，是力不胜任，勉强用力去做的意思。入水，是指在用力而出汗之后，再浴于水中。

④ 中风：指风邪所伤。

肝①为心邪，故知当赤色。其病身热，胁下满痛，其脉浮大而弦。

何以知伤暑得之？

然：当恶焦臭。何以言之？心主臭，自入为焦臭，入脾为香臭，入肝为臊臭，入肾为腐臭，入肺为腥臭。故知心病伤暑得之，当恶焦臭。其病身热而烦，心痛，其脉浮大而散。

何以知饮食劳倦得之？

然：当喜苦味也。何以言之？脾主味，入肝为酸，入心为苦，入肺为辛，入肾为咸，自入为甘。故知脾邪入心，为喜苦味也。其病身热而体重，嗜卧，四肢不收，其脉浮大而缓。

何以知伤寒得之？

然：当谵言妄语。何以言之？肺主声，入肝为呼，入心为言，入脾为歌，入肾为呻，自入为哭。故知肺邪入心，为谵言妄语也。其病身热，洒洒恶寒，甚则喘咳，其脉浮大而涩。

何以知中湿得之？

然：当喜②汗出不可止。何以言之？肾主液，入肝为泣，入心为汗，入脾为涎，入肺为涕，自入

◎

---

① 肝：此指与肝木相通的风邪。
② 喜：常常之意。

为唾。故知肾邪入心，为汗出不可止也。其病身热而小腹痛，足胫寒而逆，其脉沉濡而大。

此五邪之法也。

五十难

曰：病有虚邪，有实邪，有贼邪，有微邪，有正邪，何以别之？

然：从后来①者为虚邪，从前来者为实邪，从所不胜来者为贼邪，从所胜来者为微邪，自病者为正邪。何以言之？假令心病，中风得之为虚邪，伤暑得之为正邪，饮食劳倦得之为实邪，伤寒得之为微邪，中湿得之为贼邪。

五十一难

曰：病有欲②得温者，有欲得寒者，有欲得见人者，有不欲得见人者，而各不同，病在何脏腑也？

然：病欲得寒，而欲见人者，病在腑也；病欲得温，而不欲见人者，病在脏也。何以言之？腑者阳也，阳病欲得寒，又欲见人；脏者阴也，阴病

---

① 后来：母气传子之意。
② 欲：希望、愿意之意。

欲得温，又欲闭户独处，恶闻人声。故以别知脏腑之病也。

五十二难

曰：脏腑发病，根本等①不？

然：不等也。

其不等奈何？

然：脏病者，止而不移，其病不离其处；腑病者，仿佛贲响，上下行流，居处无常。故以此知脏腑根本不同也。

五十三难

曰：经言七传②者死，间脏③者生，何谓也？

然：七传者，传其所胜也。间脏者，传其子也。何以言之？假令心病传肺，肺传肝，肝传脾，脾传肾，肾传心，一脏不再伤，故言七传者死也。间脏者，传其所生也。假令心病传脾，脾传肺，肺传肾，肾传肝，肝传心，是母子相传，竟而复始，

---

① 等：指相等、相同之意。
② 七传：指疾病按照五行相克的顺序依次相传，共传七次。
③ 间脏：指间隔一脏相传。

如环无端，故曰生也。

五十四难

曰：脏病难治，腑病易治，何谓也？

然：脏病所以难治者，传其所胜也；腑病易治者，传其子也。与七传、间传同法也。

五十五难

曰：病有积、有聚，何以别之？

然：积者，阴气也；聚者，阳气也。故阴沉而伏，阳浮而动。气之所积，名曰积；气之所聚，名曰聚。故积者，五脏所生；聚者，六腑所成也。积者，阴气也，其始发有常处，其痛不离其部，上下有所终始，左右有所穷处；聚者，阳气也，其始发无根本，上下无所留止，其痛无常处谓之聚。故以是别知积聚也。

五十七难

曰：泄凡有几？皆有名不？

然：泄凡有五，其名不同。有胃泄，有脾

泄，有大肠泄，有小肠泄，有大瘕泄①，名曰后重。
胃泄者，饮食不化，色黄。脾泄者，腹胀满，泄
注②，食即呕吐逆。大肠泄者，食已窘迫，大便色
白，肠鸣切痛。小肠泄者，溲而便脓血，少腹痛。
大瘕泄者，里急后重，数至圊而不能便，茎中痛。
此五泄之要法也。

五十八难

曰：伤寒有几？其脉有变不？

然：伤寒有五，有中风，有伤寒，有湿温，
有热病，有温病，其所苦各不同。

中风之脉，阳浮而滑，阴濡而弱；湿温之脉，
阳濡而弱，阴小而急；伤寒之脉，阴阳俱盛而紧
涩；热病之脉，阴阳俱浮，浮之而滑，沉之散涩；
温病之脉，行在诸经，不知何经之动也，各随其经
所在而取之。

伤寒有汗出而愈，下之而死者；有汗出而死，
下之而愈者，何也？

然：阳虚阴盛，汗出而愈，下之即死；阳盛
阴虚，汗出而死，下之而愈。

---

① 大瘕泄：指痢疾。
② 泄注：指泻如水注。

寒热之病，候之如何也？

然：皮寒热者，皮不可近席，毛发焦，鼻槁，不得汗；肌寒热者，肌痛，唇舌槁，无汗；骨寒热者，病无所安，汗注不休，齿本槁痛。

五十九难

曰：狂癫之病，何以别之？

然：狂疾之始发，少卧而不饥，自高贤也，自辨智也，自贵倨①也，妄笑好歌乐，妄行不休是也，癫疾始发，意不乐，僵仆直视。其脉三部阴阳俱盛是也。

六十难

曰：头心之病，有厥②痛，有真痛③，何谓也？

然：手三阳之脉，受风寒，伏留而不去者，则名厥头痛；入连在脑者，名真头痛。其五脏气相干，名厥心痛；其痛甚，但在心，手足青者，即名真心痛。其真心痛者，旦发夕死，夕发旦死。

① 倨（jù）：即傲慢、自大。
② 厥：指气上逆或逆乱的现象。
③ 真痛：指在局部剧烈疼痛。

六十一难

曰：经言，望而知之谓之神，闻而知之谓之圣，问而知之谓之工，切脉而知之谓之巧。何谓也？

然：望而知之者，望见其五色，以知其病。闻而知之者，闻其五音，以别其病。问而知之者，问其所欲五味，以知其病所起所在也。切脉而知之者，诊其寸口，视其虚实，以知其病，病在何脏腑也。经言，以外知之曰圣，以内知之曰神，此之谓也。

论穴道

六十二难

曰：脏井、荥有五，腑独有六者，何谓也？

然：腑者，阳也。三焦行于诸阳，故置一俞，名曰原。腑有六者，亦与三焦共一气也。

六十三难

曰：《十变》言，五脏六腑荥，合，皆以井为始者，何也？

然：井者，东方春也，万物之始生。诸蚑[1]行喘息，蚎[2]飞蠕动，当生之物，莫不以春生。故岁数始于春，日数始于甲，故以井为始也。

六十四难

曰：《十变》又言，阴井木，阳井金；阴荥火，阳荥水；阴俞土，阳俞木；阴经金，阳经火；阴合水，阳合土。阴阳皆不同，其意何也？

然：是刚柔之事也。阴井乙木，阳井庚金。阳井庚，庚者，乙之刚也；阴井乙，乙者，庚之柔也。乙为木，故言阴井木也；庚为金，故言阳井金也。余皆仿此。

六十五难

曰：经言所出为井，所入为合，其法奈何？

然：所出为井，井者，东方春也，万物之始生，故言所出为井也。所入为合，合者，北方冬也，阳气入藏，故言所入为合也。

---

① 蚑（qí）：指虫子。
② 蚎（yuè）：幼小之意。

六十六难

曰：经言，肺之原，出于太渊；心之原，出于大陵；肝之原，出于太冲；脾之原，出于太白；肾之原，出于太溪；少阴之原，出于兑骨①；胆之原，出于丘墟；胃之原，出于冲阳；三焦之原，出于阳池；膀胱之原，出于京骨；大肠之原，出于合谷；小肠之原，出于腕骨。

十二经皆以俞为原者，何也？

然：五脏俞者，三焦之所行，气之所留止也。

三焦所行之俞为原者，何也？

然：脐下肾间动气者，人之生命也，十二经之根本也，故名曰原。三焦者，原气之别使也，主通行三气，经历于五脏六腑。原者，三焦之尊号也，故所止辄为原。五脏六腑之有病者，皆取其原也。

六十七难

曰：五脏募皆在阴，而俞皆在阳者；何谓也？

然：阴病行阳，阳病行阴。故令募在阴，俞

---

① 兑骨：指掌后锐骨神门穴。

在阳。

六十八难

曰：五脏六腑，皆有井、荥、俞、经、合，皆何所主？

然：经言所出为井，所流为荥，所注为俞，所行为经，所入为合。井主心下满，荥主身热，俞主体重节痛，经主喘咳寒热，合主逆气而泄[1]。此五脏六腑井、荥、俞、经、合所主病也。

论针法

六十九难

曰：经言，虚者补之，实者泻之，不实不虚，以经取之，何谓也？

然：虚者补其母，实者泻其子，当先补之，然后泻之。不实不虚，以经[2]取之者，是正经自生病，不中他邪也，当自取其经，故言以经取之。

---

① 泄：指津液外泄。
② 经：指本经。

七十难

曰：春夏刺浅，秋冬刺深者，何谓也?

然：春夏者，阳气在上，人气亦在上，故当浅取之；秋冬者，阳气在下，人气亦在下，故当深取之。

曰：春夏各致一阴，秋冬各致一阳者，何谓也?

然：春夏温，必致一阴者，初下针，沉之至肾肝之部，得气，引持之阴也。秋冬寒，必致一阳者，初内针浅而浮之至心肺之部，得气，推内之阳也。是谓春夏必致一阴，秋冬必致一阳。

七十一难

曰：经言刺营无伤卫，刺卫无伤营，何谓也?

然：针阳者，卧针①而刺之；刺阴者，先以左手摄②按③所针荣俞之处，气散乃内针。是谓刺营无伤卫，刺卫无伤营也。

---

① 卧针：针刺时将针体横卧进针。
② 摄：此指引持气行之意。
③ 按：即按摩。

七十二难

曰：经言，能知迎随之气，可令调之；调气之方，必在阴阳。何谓也？

然：所谓迎随^①者，知荣卫之流行，经脉之往来也。随其逆顺而取之，故曰迎随。调气之方，必在阴阳者，知其内外表里，随其阴阳而调之，故曰调气之方，必在阴阳。

七十三难

曰：诸井者，肌肉浅薄，气少不足使也，刺之奈何？

然：诸井者，木也；荥者，火也。火者，木之子，当刺井者，以荥泻之。故经言，补者不可以为泻，泻者不可以为补，此之谓也。

七十四难

曰：经言，春刺井，夏刺荥，季夏刺俞，秋刺经，冬刺合者，何谓也？

然：春刺井者，邪在肝；夏刺荥者，邪在心；

---

① 迎随：指根据十二经循行方向，来施行补虚泻实的一种针刺方法。

季夏刺俞者，邪在脾；秋刺经者，邪在肺；冬刺合者，邪在肾。

其肝、心、脾、肺、肾，而系于春、夏、秋、冬者，何也？

然：五脏一病，辄有五也（色）。假令肝病，色青者肝也，臊臭者肝也，喜酸者肝也，喜呼者肝也，喜泣者肝也。其病众多，不可尽言也。四时有数，而并系于春、夏、秋、冬者也。针之要妙，在于秋毫①者也。

七十五难

曰：经言，东方实，西方虚；泻南方，补北方，何谓也？

然：金、木、水、火、土，当更相平。东方木也，西方金也。木欲实，金当平之；火欲实，水当平之；土欲实，木当平之；金欲实，火当平之；水欲实，土当平之。东方肝也，则知肝实；西方肺也，则知肺虚。泻南方火，补北方水。南方火，火者，木之子也；北方水，水者，木之母也。水胜火。子能令母实，母能令子虚，故泻火补水，欲令金不得平木也。

———————
① 秋毫：即细微之意。

经曰：不能治其虚，何问其余，此之谓也。

七十六难

曰：何谓补泻？当补之时，何所取气？当泻之时，何所置气？

然：当补之时，从卫取气；当泻之时，从荣置气。其阳气不足，阴气有余，当先补其阳，而后泻其阴；阴气不足，阳气有余，当先补其阴，而后泻其阳。营卫通行，此其要也。

七十七难

曰：经言，上工治未病，中工治已病，何谓也？

然：所谓治未病者，见肝之病，则知肝当传之与脾，故先实其脾气，无令得受肝之邪，故曰治未病焉。中工者，见肝之病，不晓相传，但一心治肝，故曰治已病也。

七十八难

曰：针有补泻，何谓也？

然：补泻之法，非必呼吸出内针也。知为针

者，信其左；不知为针者，信其右。当刺之时，先以左手厌按所针荥、俞之处，弹而努之①，爪而下之②，其气之来，如动脉之状，顺③针而刺之。得气，因推而内之，是谓补，动④而伸之⑤，是谓泻。不得气，乃与男外女内⑥；不得气，是为十死不治也。

八十一难

曰：经言，无实实虚虚，损不足而益有余，是寸口脉耶？将病自有虚实耶？其损益奈何？

然：是病，非谓寸口脉也，谓病自有虚实也。假令肝实而肺虚，肝者木也，肺者金也，金木当更相平，当知金平木。假令肺实而肝虚，微少气，用针不补其肝，而反重实其肺，故曰实实虚虚，损不足而益有余。此者，中工之所害也。

---

① 弹而努之：轻弹其皮肤，使气血贯注，脉络和肌肉怒张。

② 爪而下之：指进针前的一种手法，用左手拇指爪甲掐切穴位，既可使穴位固定，又可使该处皮肤感觉较为迟钝，可减少痛苦。

③ 顺：即顺势。

④ 动：摇动。

⑤ 伸之：引气外出之意。

⑥ 男外女内：此指浅刺、深刺的提插针法，男浅刺，女深刺。

读书笔记